HYGIÈNE

PUBLIQUE

CONSIDÉRÉE PRINCIPALEMENT DANS SES SUJETS LES MOINS ABSTRAITS
ET LES PLUS A LA PORTÉE DES GENS DU MONDE.

PAR

Le Dr Gabriel Le Borgne.

PARIS.

VICTOR MASSON, LIBRAIRE

PLACE DE L'ÉCOLE-DE-MÉDECINE.

1854.

HYGIÈNE PUBLIQUE.

NANTES, IMPRIMERIE W. BUSSEUIL.

HYGIÈNE
PUBLIQUE

CONSIDÉRÉE PRINCIPALEMENT DANS SES SUJETS LES MOINS ABSTRAITS
ET LES PLUS A LA PORTÉE DES GENS DU MONDE.

PAR

Le Dr Gabriel Le Borgne.

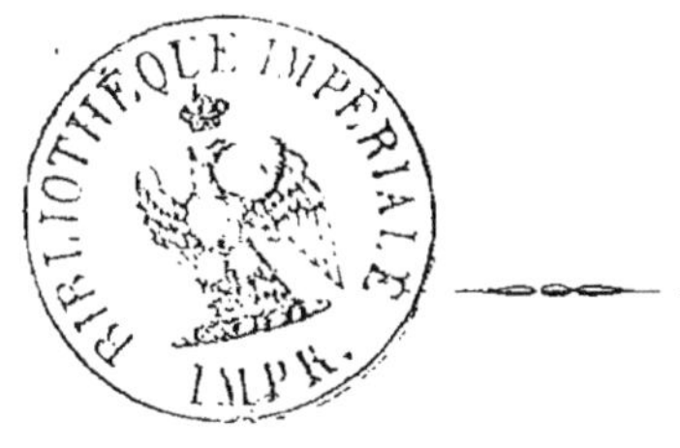

PARIS.
VICTOR MASSON, LIBRAIRE
PLACE DE L'ÉCOLE-DE-MÉDECINE.

1854.

HYGIÈNE PUBLIQUE.

L'*hygiène,* cette partie importante des sciences médicales, touche à l'univers physique et matériel, et au monde moral ; elle suit l'homme depuis sa naissance jusqu'à sa mort, dans les mille circonstances de sa vie sociale et professionnelle, et lui apprend à conserver la santé en faisant un emploi convenable des moyens que la nature lui a prodigués pour satisfaire ses besoins.

L'*hygiène* a des préceptes pour tous les âges, pour les sexes, pour les tempéraments, pour les diverses conditions sociales... Pour la souffrance dans un grenier, comme pour la souffrance dans des appartements dorés ;

Pour le riche entouré de soins et de prévenances, comme pour le pauvre privé, sur son grabat, des choses les plus nécessaires à la vie ;

Pour la petite maîtresse qui prend pour une maladie la

2

lassitude du plaisir ou l'ennui d'une vie inoccupée, comme pour l'honnête ouvrier dont les bras sont l'unique moyen de subsistance de sa nombreuse famille ;

Pour l'hypocondriaque qui demande la gaîté et le sentiment du bien-être, comme pour la pâle et tendre jeune fille qui veut recouvrer ses joues rosées et ses lèvres de corail ;

Pour l'artiste dramatique au teint pâle, aux yeux caves, à la figure amaigrie, à la voix sans fraîcheur et sans force, comme pour celle qui sur la scène et dans les coulisses est mal protégée contre le froid et l'humidité.

L'*hygiène* a des règles aussi pour les facultés de notre esprit, pour les sentiments de notre cœur et les passions de notre âme... Pour celui qui s'exténue volontairement dans d'inutiles macérations, dans de rigoureuses abstinences, comme pour les viveurs dont tout le bonheur est dans la vie matérielle, dans les jouissances sensuelles, dans le culte de la chair, qui corrompt et pervertit les plus nobles facultés ;

Pour le stoïcien qui prétend extirper toute passion, comme pour Lucullus qui lâche le frein à tous ses désirs ;

Pour cette dévotion tendre qui est portée aux contemplations ascétiques, aux illusions mystiques de l'amour divin, à toutes les exaltations de l'imagination et à toutes les souffrances de l'hystérie, comme pour celles qui, entièrement livrées à leurs passions, se laissent aller à tous les besoins d'une imagination luxurieuse et déréglée ;

Pour celui qui croit adorer la divinité en détruisant, par des austérités nuisibles à la santé, une bonne organisation qu'elle ne lui a sûrement point donnée pour la laisser flétrir volontairement, comme pour celui qui repousse mal à propos d'utiles abstinences, puisqu'elles ont pour but d'imprimer plus d'activité, de force et d'énergie à l'intelligence, de soumettre les besoins corporels et les désirs à l'empire suprême de la raison.

L'*hygiène* n'a pas seulement pour but l'homme isolé et individuel ; étendant plus loin ses vues, elle traite tout ce qui a rapport au bien-être des populations et porte alors le nom d'*hygiène publique*... Les objets qu'elle embrasse sont nombreux et quelques-uns de la plus grande élévation : influence de l'état social sur l'homme ; influence du mode de gouvernement, de la liberté, de l'esclavage ; influence des croyances et des pratiques religieuses sur l'homme ; influence des mœurs et des coutumes ; règles d'hygiène navale, militaire ; lois sanitaires ; constructions des villes, édifices publics, gymnases, promenades, lieux d'assemblée, spectacles, hôpitaux, prisons, commerce, agriculture, topographie, examen des marchés, des rivières, des cimetières, voieries, etc.

C'est avec l'*hygiène publique* que le médecin devient le conseil et l'âme du législateur ; c'est son étude qui fait connaître les influences qui peuvent nuire à la santé des hommes ; c'est à elle que l'on doit l'éloignement des cimetières de l'enceinte des villes ; c'est elle qui a fait disparaître aux environs des cités et des habitations nombreuses, ces foyers de dangereuses émanations qui donnent naissance aux fièvres intermittentes ; c'est l'*hygiène publique* qui montre l'influence que les professions peuvent avoir sur la santé de ceux qui les exercent, et l'action des fabriques et des usines sur les hommes agglomérés dans les villes ; qui soustrait l'artisan aux influences souvent dangereuses et quelquefois funestes qui les environnent.

Dans ses nombreuses applications, l'*hygiène publique* va jusqu'à considérer la marche de la population, les lois, les institutions, l'état moral et intellectuel de la société.... Elle fait ressortir l'influence de ces conditions avec la durée moyenne de la vie, et indique les améliorations qui sont propres à prévenir le mal et à produire le bien ; elle recherche ce que l'homme moral a d'action sur l'homme physique, ce que nos sens, notre intelligence et nos passions ont de pouvoir sur les fonctions qui concernent notre existence ; elle étudie les effets de l'alimentation sur les dispositions et les habitudes individuelles, et fait voir que, par le seul choix des aliments, on modifie le moral comme le physique de l'homme ; que, par le régime végétal, par exemple, l'on ralentit et l'on modère l'action de ses organes, l'on réprime la violence de ses passions et de ses besoins instinctifs, on favorise l'exercice des fonctions intellectuelles, et on le rend plus accessible aux affections douces du cœur...

C'est *l'hygiène publique* qui donne des préceptes sur la santé des soldats établis dans les camps ; qui éclaire les navigateurs sur le régime des gens de mer, et qui apprend à l'immortel Cook les préceptes à l'aide desquels il parvient à ramener d'un long et périlleux voyage tout l'équipage de trois vaisseaux sans avoir perdu un seul homme.

C'est *l'hygiène publique* qui éclaire les européens sur la manière d'éviter les dangers qui les attendent dans les colonies situées en des climats brûlants, où l'espoir du gain leur donne le courage d'aller braver les influences d'un ciel qui n'est pas fait pour eux.

C'est à *l'hygiène publique* qu'il appartient d'éclairer les populations et l'autorité administrative sur toutes les questions d'économie politique, qui tiennent à son étude par des rapports si étroits qu'elles ne sauraient être résolues avec succès sans son secours ; c'est à elle, enfin, qu'est réservée la noble et difficile tâche de concilier la santé avec les exigences de cet être collectif qu'on appelle la société...

Toutes les connaissances vraiment utiles se rattachent à *l'hygiène* et en font une partie essentielle ; car conserver la santé, n'est-ce pas là le but de tous les efforts humains ?... A quoi servirait l'étude des sciences si elles n'avaient pour objet la conservation de la santé ?... Les arts eux-mêmes mériteraient-ils la protection qu'on leur accorde s'ils n'avaient pour but le bien-être de l'homme ?... L'architecte qui nous garantit de l'intempérie des saisons, les ouvriers qui nous habillent, ceux qui sont chargés de pourvoir à notre nourriture, etc., travaillent tous au même but, la *conservation*. Quoi de plus fragile, en effet, de plus altérable que la santé ?

L'homme dont la vie naturelle a peu de durée, la parcourt rarement d'un pas égal jusqu'à son terme. Il souffre en tout temps, il meurt à tout âge, et les maladies sont les événements de son existence les plus fréquents, les plus variés. La santé parfaite vers laquelle il aspire, parce qu'il comprend que, sans elle, toute sa puissance s'annule, est une chimère ; de trop nombreux agents modificateurs, des causes trop variées et trop puissantes exercent sur lui leur funeste influence... Elles existent partout, autour de lui et en lui, dans les choses les plus nécessaires à son existence, dans ses habitations, dans les vêtements dont il se couvre, dans l'air qu'il respire, dans les aliments et dans les boissons qui servent à son entretien, ainsi que dans les influences que son organisation et ses facultés morales reçoivent de la civilisation... En un mot, tous les éléments modificateurs de notre vie physiologique et sociale, et qui en forment comme la trame, peuvent être la source de la santé ou de la maladie, suivant qu'ils sont bien ou mal réglés, et adaptés à nos besoins.

DE L'ALIMENTATION.

La nature de l'alimentation est relative à la situation géographique des peuples sur la terre. — Par l'alimentation, on peut modifier le physique et le moral de l'homme. — Influence de l'alimentation sur la goutte. — Préceptes philosophiques et religieux des anciens législateurs sur le choix des aliments. — Des jeûnes et des carêmes. — Des assaisonnements. — Denys, tyran de Sicile et le brouet noir des Spartiates. — Frédérick de Prusse, son médecin et son cuisinier. — Des truffes. — Des repas. — Du choix des aliments. — On mange aujourd'hui moins qu'autrefois. — Le développement des facultés digestives est en raison inverse de l'intelligence. — Les excès de table sont plus nuisibles à la santé de l'homme riche qu'à celle de l'homme de peine.

I.

Quoique l'homme, appelé à vivre sous les diverses latitudes, ne soit exclusivement ni herbivore, ni carnivore et qu'il puisse user de toutes sortes d'aliments, on observe que les habitants du globe ne se nourrissent point avec les mêmes substances.

L'*alimentation* est, pour ainsi dire, relative à la situation géographique des peuples sur la terre; leurs différents régimes alimentaires sont déterminés par les localités, par l'influence des climats, dont les effets, faisant varier les besoins des habitants, contribuent à rendre l'usage de certaines substances moins universellement employées parmi d'autres nations. C'est ainsi que les habitants des pays chauds préfèrent généralement le régime végétal. Les peuples septentrionaux sont, au contraire, voraces par instinct et par nécessité, obligés qu'ils sont de lutter sans cesse contre l'action du froid. La graisse rance des phoques ou des baleines, ces délices des repas du Samoiède et de l'Esquimau, paraitrait une horrible nourriture au brame délicat, à l'habitant de l'Inde, satisfaits de figues sucrées et de riz épicé.

II.

L'usage exclusif des substances végétales ou animales imprime à la constitution, à la coloration de la peau, aux forces musculaires, aux penchants, à l'énergie cérébrale, des caractères particuliers et dignes de la plus grande attention...

L'action des aliments est tellement puissante qu'elle va jusqu'à changer la texture originelle des organes, lorsqu'elle est dirigée convenablement, et la faculté d'opérer des mutations aussi profondes a fait naître le juste espoir de modifier le moral de l'homme aussi facilement que le physique... « Nourrissez l'individu le plus inerte, doué des fibres les plus relâchées et d'un tissu cellulaire le plus spongieux et humide, avec des substances sèches, des viandes fumées, salées, épicées, grillées ; ajoutez-y les aromates de l'Orient ; donnez-lui pour boisson un vin généreux ; faites-lui prendre du café à plusieurs reprises ; que des astringents et des toniques remplacent les corps onctueux et les végétaux émolliens, bientôt notre lourd béotien se sentira plus vif, plus animé ; ses membres se dégourdiront ; il s'animera ; il dormira moins ; son pouls devenu plus rapide, son sang plus pétillant, échaufferont son système nerveux, l'agaceront même.... ce Hollandais, farci de laitage et de pâtes parmi les marécages du Zuyderzée, placé au milieu d'un air épais et d'humides brouillards, il vit insensible, indifférent, indolent, ennuyé d'une existence inerte et monotone. Stimulez-le par un régime excitant; remplacez sa fade bière par des vins généreux de Porto et de Xerès; substituez les épices de l'Orient au beurre; que le café, les liqueurs alcooliques viennent agacer, secouer son indolence, vous verrez bientôt cet homme, d'abord si humble et si phlegmatique, relever plus fièrement la tête; ses yeux bleus étincelleront d'un feu plus brillant; ses membres se déploieront avec plus de vivacité et de grâce, enfin son esprit et ses affections, s'élevant dans leur essor, planeront au-dessus de cette sombre atmosphère dans laquelle il croupissait. » (Dr Virey.)

Galien avait déjà avancé dans ses écrits qu'il rendrait un homme, par le seul choix des aliments, sage, prudent, habile, courageux, chaste, ou lui imprimerait les vices opposés; et Cabanis a mis ces vérités hors de toute contestation dans son écrit de l'*Influence du régime sur les dispositions et les habitudes morales*... Il y a certainement, dit ce médecin philosophe, une grande différence entre les hommes qui mangent de la chair et ceux qui n'en mangent pas. Les premiers sont incomparablement plus actifs et plus forts. Toutes choses égales d'ailleurs, les peuples carnassiers ont toujours été supérieurs aux peuples frugivores, dans les arts qui demandent beaucoup d'énergie et beaucoup d'impulsion. Non seulement, ils sont plus courageux à la guerre, mais ils déploient en général, dans leurs entreprises, un caractère plus audacieux et plus obstiné.

Voyez cet indien qui ne vit que de fruits et d'eau filtrée, examinez-le : ses membres sont maigres, décharnés; il ne les exerce qu'avec peine; assis constamment ou couché sur sa natte, à demi sommeillant, il est pâle et sans vigueur; son estomac *atonisé* digère à peine. Mais c'est aussi qu'un ciel ardent, qui le consume, exige une nourriture rafraîchissante..... Transportez-le dans nos contrées, nourrissez-le avec des substances animales, des liqueurs fermentées, et vous modifierez sa constitution par ce régime exclusif longtemps continué. Vous changerez aussi son caractère, ses mœurs ; ce ne sera plus alors cet homme doux, paisible, facile à conduire; un sang plus riche circulera dans ses artères, son cœur battra plus fort, son physique et son moral seront changés..... A l'homme de nos contrées, s'il est d'un tempérament lymphatique, vous donnerez par un régime spécial tous les attributs du tempérament sanguin ; ses muscles acquerront une vigueur remarquable et l'agilité et la force en feront un autre individu : de froid et d'indolent qu'il était, vous le rendrez alors susceptible des passions les plus vives.

Voyez cet homme à la poitrine large, au cœur volumineux, à la respiration grande et facile, au pouls plein et régulier, à la peau colorée, aux yeux animés ; eh bien ! on le modifie, on amortit ses passions, on le rend timide, en le soumettant à un régime végétal exclusif...

Ces influences n'avaient pas échappé aux anciens législateurs, qui pensaient qu'il était plus facile de réprimer les passions des hommes par le régime, qu'en leur prêchant des vertus qui ont pour antagonistes un sang riche et une constitution robuste... Que d'inductions ne pourrions-nous pas tirer de ces faits d'une haute importance ! Mais nous ne voulons pas nous y arrêter; les considérations auxquelles nous nous livrerions sur l'*influence du physique sur le moral* pourraient paraître étranges aux personnes qui n'ont jamais réfléchi sur ce sujet...

III.

En parlant des effets de l'*alimentation,* je ne dois pas oublier ceux de la *bonne chère* sur la production de la *goutte*....

L'observation, en effet, a démontré l'influence d'une nourriture succulente sur la production d'une grande quantité d'acide urique et la formation de la *gravelle*... Ainsi, dans certains cas, cet acide ne trouvant pas dans les reins un émonctoire suffisant, se dépose sur les articulations, et y forme *ces nodus*, qui acquièrent quelquefois un volume assez considérable.

La *goutte*, d'après ce fait, serait donc autre chose qu'une inflammation articulaire... Les médecins qui ont beancoup observé cette maladie ont remarqué qu'elle alternait et qu'elle coïncidait souvent avec la *gravelle*... L'analyse chimique est venue ajouter une nouvelle autorité à ce fait en démontrant la présence de l'acide urique dans les matières tophacées qui entourent les articulations des goutteux, comme elle l'a démontré dans les graviers... Leurs causes sont les mêmes : le peu d'exercice, et l'*alimentation* très-animalisée.

Le docteur Magendie rapporte qu'un négociant, dans l'une des villes anséatiques, jouissait, en 1814, d'une fortune considérable, vivait en conséquence, et avait une très-bonne table dont il usait avec peu de ménagement. Il était tourmenté et de la *goutte* et de la *gravelle*... Arrive inopinément une mesure politique qui lui fait perdre toute sa fortune et le force à fuir en Angleterre, où il passe plus d'un an dans un état voisin de la misère, ce qui l'oblige à de nombreuses privations ; mais sa *gravelle* et sa *goutte* ont complètement disparu... Peu à peu, il parvient à rétablir ses affaires ; il reprend son ancien genre de vie, et la *goutte* et la *gravelle* ne tardent pas à se montrer de nouveau... Un second revers lui fait perdre en peu de temps ce qu'il a acquis : il passe en France presque sans ressources ; la *goutte* et la *gravelle* disparaissent. Enfin son industrie lui rend encore une existence aisée ; il se livre à son goût pour les plaisirs de la table, et avec eux reparaissent la *goutte* et la *gravelle*...

Pourquoi tous les riches ne sont-ils pas affectés de la *goutte*, s'il est vrai qu'une alimentation trop succulente en soit l'unique cause? Tous ne sont-ils pas soumis à son action?.. A cela il est facile de répondre, d'abord que beaucoup, parmi les riches, sont sobres; en second lieu, que plusieurs contrebalancent les mauvais effets de leur régime par des exercices violents, tels que la chasse, l'équitation, la paume, etc.; enfin, qu'il ne suffit pas de *manger* des mets succulents en grande quantité pour surcharger le sang et les tissus de sucs nourriciers, mais qu'il faut encore *digérer* beaucoup... Cette dernière condition est en effet indispensable à la production de la *goutte*; excepté chez les individus qui ont hérité de leurs parents la fatale prédisposition à la contracter, elle se rencontre chez tous les autres, et les goutteux ne sont pas seulement de gros mangeurs, ils sont en outre nécessairement doués d'une grande puissance digestive... Les hommes à mauvais estomacs ne deviennent jamais goutteux; s'ils mangent trop, ils sont atteints d'irritations gastriques et intestinales.

IV.

Dans les temps les plus reculés dont l'histoire nous ait transmis le souvenir, les prêtres, c'est-à-dire alors les hommes éclairés et philanthropes, ayant cru s'apercevoir que les vices et les crimes de tous genres étaient le fruit de l'intempérance, de l'habitude féroce d'égorger les animaux et d'engloutir des cadavres dans les entrailles, imaginèrent le dogme de la transmigration des âmes, pour empêcher d'immoler et de dévorer les bêtes... Ces législateurs, dont le génie observateur ne négligeait rien de ce qui a trait au développement physique et moral de l'homme, avaient fait de l'usage des aliments le sujet de préceptes judicieux que de sages dispositions législatives rendaient, dans quelques cas, obligatoires, et auxquelles la religion prêtait l'appui de cet ascendant moral qui domine si puissamment les masses...

Les avantages du *jeûne* n'avaient pas échappé à ces hommes supérieurs. Ils voulaient forcer le peuple au régime végétal, celui qu'ils jugeaient le plus convenable à la santé, le plus favorable à la pratique des vertus et à la perfection des facultés intellectuelles.... Ils avaient remarqué que les végétaux ralentissent et modèrent l'action de nos organes, répriment la violence des passions et des besoins instinctifs, rendent plus accessible aux affections douces du cœur, favorisent l'exercice des fonctions intellectuelles, portent surtout à la méditation, et donnent plus d'empire à la raison...

On ne saurait trop admirer le génie de ces premiers législateurs, en considérant avec quelle sollicitude ils avaient réduit en devoirs rigoureux les pratiques qui pouvaient être avantageuses aux peuples qu'ils gouvernaient... Ces grands hommes, qui firent descendre des cieux la loi des *carêmes* et des *jeûnes* parmi les nations qu'ils voulurent civiliser, s'entendaient un peu plus en *hygiène* que ne le croient quelques modernes qui n'y ont vu que de ridicules pratiques d'austérités.... Certes, l'usage du vin n'est pas aussi salutaire en Orient qu'en Europe, et Mahomet a pu le proscrire, comme la chair du porc également rejetée par la loi de Moïse. Il a dû instituer son *Rhamadan* pour les mois les plus chauds de l'année, où l'abstinence est si favorable à la santé, comme l'église a pu établir son principal *carême* au commencement du printemps, époque où les humeurs entrent en turgescence.

L'histoire de quelques ordres religieux ne permet pas de douter que l'intention de leurs fondateurs ne fut d'affaiblir leurs sujets en leur interdisant l'usage de la chair.

Dans l'Orient, les *jeûnes* furent toujours plus austères et plus faciles à soutenir, à cause de la chaleur du climat, que dans notre Occident. Les Grecs et les Orientaux, pendant les premiers siècles du christianisme, se refusaient même le poisson en temps de *jeûne*.

Dans l'Occident, le climat, plus froid, exigeant une vie plus laborieuse, demande plus de réfection et des aliments plus abondants; aussi les *jeûnes* ont-ils paru plus insupportables à mesure qu'on s'avance vers le Nord, contrées où les hommes sont plus grands mangeurs... Néanmoins, l'ancienne autorité du *jeûne* fut maintenue près de mille ans après les apôtres, ou jusqu'au temps de saint Léonard, le premier fondateur des ordres religieux en Occident... Vers le Ve siècle, on voit saint Benoît établir la règle, au mont Cassin, de ne pas manger avant midi, de Pâques à la Pentecôte, et même de s'abstenir de tout aliment jusqu'à *nones*, les mercredis et les vendredis; de ne manger, en *carême*, qu'après vêpres, ou au soleil couchant.

Les lois civiles, nous apprend encore le docteur Virey, devinrent si intraitables sur le *jeûne* et le *carême*, qu'un capitulaire de Charlemagne décerne la peine de mort contre quiconque transgresse l'ordre de l'Eglise ou mange de la chair au mépris de la religion, sauf la plus absolue nécessité; lui-même jeûnait avec toute sa cour jusqu'à quatre heures du soir en carême.

Les habitants du Nord de l'Europe, continue notre confrère, combattirent les pratiques du *jeûne*, nées dans les climats chauds de l'Orient, comme étant incompatibles avec les besoins qu'exigent des contrées plus rigoureuses. Léonard Fuchs s'éleva surtout avec toute la violence du luthérianisme contre les austérités des catholiques et des schismatiques grecs... « Quelle est l'utilité, disait-il, de cette abstinence si vantée d'un anachorète, dans son hermitage, végétant tristement de racines ou d'herbes sauvages?... Quels services rend-il à lui-même et à son prochain, par ces bizarres mortifications?... Pense-t-il que la divinité et les hommes lui sauront beaucoup de gré de se maltraiter, de s'affaiblir sous la haire et la cendre, au point de se rendre complètement nul pour la société, et de vivre ainsi dans la crasse, sans travail, en mendiant le pain d'autrui le plus souvent... Voyez le gîsant sur son grabat, infirme, exténuó, pâle, avec les jambes enflées, un corps tout cacochyme, résultat ordinaire de ces ridicules dévotions qu'il est impossible à la raison d'approuver. »

Si la médecine condamne des austérités nuisibles à la santé qu'une dévotion mal entendue peut déterminer, elle défend aussi ces principes d'*hygiène* contre ceux qui repoussent mal à propos d'utiles abstinences, puisqu'elles ont pour but, dans la plupart des ordres monastiques, de donner plus d'activité, de force et d'énergie à l'intelligence; de soumettre les besoins corporels et les désirs à l'empire suprême de la raison... Et puis, si le *carême* et les *jeûnes* ne mettaient de bornes parfois à cette gloutonnerie pour les viandes qui surchargent tant de tables somptueuses, que d'accidents ne surviendraient-ils pas? Les viandes, d'ailleurs, sont loin d'être aussi bonnes au printemps, temps de la reproduction. Le corps lui-même a besoin d'user de la diète et d'un régime tempérant ou végétal pendant une partie de cette saison, époque des éruptions à la peau, des hémorrhagies et de ce grand mouvement d'expansion qu'éprouve notre corps; mais il est arrivé que les hommes, souvent plus occupés de l'exécution sévère de ces abstinences que du but vers lequel elles sont dirigées, et dès lors, moins religieux que superstitieux, ont exposé ces préceptes d'une haute sagesse à la risée des gens qui ne jugent que les surfaces, et au mépris de quelques philosophes.

V.

L'homme qui se met à table ne consulte que son goût, son cuisinier et l'usage; mais ces trois directeurs sont quelquefois bien trompeurs. Le goût est souvent dépravé par l'habitude; le cuisinier n'aspire qu'à aiguiser l'appétit, et l'usage, établi par les circonstances seules, concourt souvent à corrompre le goût et le cuisinier. D'ailleurs, quand ces trois nourriciers de l'homme s'accorderaient à ne lui présenter que des nourritures saines par elles mêmes, il ne sera pas en sûreté avec ces seuls guides, s'il ne connaît les rapports des substances qu'ils lui offrent, avec ses forces digestives, avec sa constitution, et avec son tempérament.

Si l'exercice est le moyen le plus salutaire pour exciter l'appétit, comme il est aussi le meilleur assaisonnement des mets, ne blâmons point cependant d'une manière absolue l'usage des *condiments*, car la sensualité, à laquelle conduit infailliblement une civilisation avancée, à rendu nécessaires les assaisonnements inconnus dans l'enfance de la société... Et sans remonter à des époques fabuleuses si vantées par les poëtes et par quelques philosophes, où les hommes, pasteurs, ou chasseurs, ou guerriers, menaient une vie sobre, frugale, et se livraient à des exercices qui leur procuraient un appétit qui pouvait se passer d'art culinaire, ne voit-on pas, dans les campagnes, le cultivateur ignorer toutes les recherches de nos voluptueuses cités?... Denys, le tyran de Sicile, entendant beaucoup vanter le *brouet noir* des Spartiates, mets fait avec de la chair de porc, du vinaigre et du sel, fit venir un cuisinier de Lacédémone pour le lui apprêter. Au premier essai, Denys s'en dégouta, et se plaignit au Lacédémonien, qui lui dit qu'en effet il manquait une sauce... Laquelle? demanda le tyran. C'est, répondit l'autre, la fatigue de la chasse ; ce sont les courses sur le rivage de l'Eurotas, la faim et la soif des hommes laborieux.

Il est un précepte connu de tout le monde, c'est que les aliments que nous mangeons avec plaisir se digèrent mieux. Mais ceci ne doit s'entendre que des aliments simples, et non pas de ceux dans lesquels il entre plusieurs *assaisonnements*, dont l'usage habituel peut être funeste à la santé. Il ne faut jamais exciter son appétit par aucun de ces mets; quand la nature nous le refuse quelquefois, c'est un avertissement qu'elle nous donne de faire diète. On ne saurait néanmoins nier l'utilité de quelques condiments, qui, nous le répétons, s'ils sont employés modérément, ne peuvent qu'exercer une action favorable sur l'organe qui préside à la digestion. Mais entre la jouissance et l'abus, il y a une très grande différence ; et l'on franchit souvent la distance qui sépare l'une de l'autre.

Frédérick de Prusse, arrivé à une période avancée de sa carrière, souffrait horriblement de l'estomac ; ses digestions étaient devenues extrêmement pénibles. Zimmerman, son médecin, faisait appel en vain à toutes les ressources de la thérapeutique. Le roi s'abandonnait avec trop de zèle au plaisir de la table et à son goût pour les épices, il ne voulait point suivre le régime qui lui était prescrit. C'est alors qu'eut lieu cette fameuse entrevue de deux hommes de génie : Zimmerman parlait au nom de la médecine, et le cuisinier de Frédérick au nom de l'art culinaire. Le premier se plaignant du mauvais régime que l'on faisait suivre au roi, le second répondit : *C'est à moi de faire manger mon maître, c'est à vous de le faire digérer*, et Zimmerman dut renoncer à tout arrangement.

Il est un condiment qui joue un trop grand rôle dans l'*alimentation* pour que nous puissions le passer sous silence, c'est le *sel*... Le sel que l'homme prend avec ses aliments n'est pas simplement un assaisonnement. Cet agent ne borne pas son opération à donner de la saveur à la nourriture, à développer les forces physiques, à favoriser la nutrition par l'impression de ses molécules sur tous les tissus organiques. Son rôle est plus sérieux, plus important, puisque l'observation a constaté que nos humeurs se détériorent, que nos tissus organiques perdent leur intégrité normale, quand une quantité de sel ne pénètre pas journellement dans la machine humaine... On raconte que des seigneurs russes, qui avaient voulu faire économie de cette dépense pour la nourriture de leurs vassaux, virent ces derniers tomber dans un état de langueur et de faiblesse : ils offraient une pâleur morbide ; ils étaient menacés d'une hydropisie générale ; des vers se développaient dans leur corps...

Le sévère réformateur de l'ordre de la Trappe a pu imposer à ses religieux d'effrayantes austérités, vouloir le travail avec une alimentation insuffisante, ordonner un silence continu, chercher à réaliser l'état de mort pendant la vie, mais jamais il n'a essayé de proscrire le *sel*... Si ces hommes, qui ne mangent point de viande, et qui ne vivent que de légumes cuits à l'eau, de pommes de terre, de salades, de fromage, qui ne boivent qu'une bière de médiocre qualité, offrent cependant les attributs de la santé, un bon teint, un embonpoint satisfaisant ; s'ils comptent parmi eux des septuagénaires, même des octogénaires, c'est la quantité de sel qu'ils prennent tous les jours qui en donne la raison.

N'oublions point, dans ces considérations sur les assaisonnements, le plus précieux des cryptogames alimentaires, la *truffe*, ce tubercule célèbre dans les annales de la gastronomie ; la truffe au pénétrant et incomparable arôme, la truffe qui règne depuis longtemps en souveraine sur la physiologie gastrique, et par là, dit-on, sur bien d'autres puissances...

Comme cela a généralement lieu pour la plupart des nobles existences, l'origine de la *truffe* est entourée de ténèbres, ainsi que l'indique le mot *cryptogame*, nom de la classe à laquelle elle appartient, et son histoire n'est guère moins mystérieuse que du temps de Pline, qui la considérait déjà comme la production la plus extraordinaire, comme une plante sans racines, sans adhérence à la terre, ou qui n'y tient que par des fibrilles capillaires imperceptibles...

Il ne faut pas croire que les modernes seuls aient su l'apprécier. Au temps des Césars, les riches citoyens de Rome la faisaient venir dispendieusement de l'Afrique ; ils eussent mieux aimé courir les chances de la famine que de s'en passer ; témoin ce vers de Juvenal, qu'il met dans la bouche d'un Lucullus de l'époque :

Tibi habe frumentum, alledius inquit,
O lybe, disjunge boves, dùm tubera mittas.

« O Lybie ! laisse reposer tes bœufs , et garde pour toi tes moissons , pourvu que tu nous envoies des truffes. »

Les *truffes* étaient tellement recherchées des anciens , non moins gastronomes que nous, que les Athéniens accordèrent le droit de bourgeoisie aux enfants de Cherips, parce que le père avait inventé une sorte de ragoût aux truffes. (Dr Aulagnier.)

Cet auteur dit encore , d'après Pline , que Lartius-Lucinius, gouverneur en Espagne, mordant dans une *truffe*, se cassa une dent ; on trouva dans cette truffe un denier...

Pendant les siècles si longs qui s'étendent de l'empire romain jusqu'à nous , on ne voit pas de vestiges de *truffes*. Vers la fin du XVIIIe siècle , elles reparaissent avec des temps meilleurs , et atteignent l'apogée de leur gloire de 1820 à 1830.... Combien de gens admis à cette époque à la table ministérielle , fait remarquer le médecin que nous venons de citer, loin de se casser les dents comme le préteur romain, en mordant force truffes, ont trouvé le moyen de gagner bien des deniers...

Il n'y a pas que l'espèce humaine qui soit friande de truffes. Le porc, comme on le sait, les recherche avidement, et c'est à son habileté remarquable et au bon vouloir de son estomac, qui consent, sous l'œil du maître , à se contenter d'un gland pour chaque truffe qu'il trouve, que nous devons la plupart de celles qu'il nous est donné de manger.

On connaît plusieurs sortes de truffes.

La *noire* est en abondance dans les terres du Périgord , de l'Angoumois , du Quercy , etc.

La truffe se présente, suivant la saison , sous deux aspects bien différents et avec des qualités non moins dissemblables : noire, marbrée, pleine de parfum et de saveur, en hiver, de novembre en décembre, jusqu'en février ou mars; blanche, inodore, insipide en été..... Notre truffe ordinaire subit successivement ces deux phases.

Il est cependant des variétés différentes que l'on distingue généralement par la couleur qu'elles révèlent, telles sont :

La *truffe grise* de la haute Italie et du Piémont, d'une odeur vive, pénétrante, d'un goût exquis, qui ne dédaigne pas de descendre dans nos régions méridionales et de rôder en remontant autour de la grande Chartreuse, où elle va sans doute aviver de temps à autre, a-t-on dit, le maigre sans fin des pieux cénobites...

Les truffes du Piémont ont la pellicule excessivement lisse, et se distinguent par un goût très-fin... Elles possèdent des vertus aphrodisiaques puissantes, et c'est en cela seulement qu'elles ont une supériorité sur les nôtres.

La *truffe blanc de neige*, lisse, pyriforme, fine, délicate, d'une blancheur éclatante, mais exilée aux sables du désert, et qui n'a peut être jamais connu que le grossier palais de l'Arabe...

Mais revenons à la truffe de France et aux remarques du docteur Robert... C'est dans les forêts et toujours au voisinage d'un chêne ordinaire, d'un chêne vert surtout ou d'un genévrier, que se trouvent les truffières au midi de la France; elles ne s'éloignent pas au-delà de l'ombre de l'arbre et ne permettent à aucune espèce d'herbes de croître au-dessus ou à côté d'elles; la place qu'elles occupent est parfaitement nette. Si l'arbre protecteur meurt ou est retranché, toutes les *truffes* disparaissent. Il semble donc qu'il existe une relation particulière entre l'arbre et les cryptogames. Dans les bois réduits à l'état de taillis, les *truffes* qui ont disparu après la coupe des arbres se reproduisent ensuite à mesure que les arbres poussent et se développent.

D'après l'influence prépondérante que le docteur Robert suppose ici à la présence des arbres, il ne s'étonne pas de l'insuccès des expériences tentées maintes fois, pour obtenir des truffières artificielles, en transportant dans le fossé d'un jardin la terre d'une truffière naturelle. Notre confrère ne s'est pas engagé dans cette partie délicate et toute mystérieuse encore de son sujet. Espérons qu'un expérimentateur plus hardi ou plus heureux viendra combler quelque jour cette lacune. Nous lui promettons d'avance les bénédictions de tout homme qui sait vivre...

Un mot maintenant sur les vertus hygiéniques de la truffe :

« La *truffe*, dit Brillat Savarin, est le diamant de la cuisine ; elle réveille des souvenirs érotiques et gourmands... »

On n'était point d'accord sur ses propriétés...

L'auteur de la *Physiologie du goût* fait des recherches, et répond ainsi : « J'ai rassemblé mes souvenirs, j'ai consulté les hommes qui, par état, sont investis de plus de connaissances individuelles ; je les ai réunis en comité, en tribunal, en sénat, en aréopage, et nous avons rendu la décision suivante pour être commentée par les littérateurs du XXVe siècle : *La truffe n'est point un aphrodisiaque positif ; mais elle peut, en certaines occasions, rendre les femmes plus tendres et les hommes plus aimables.* »

Les *truffes*, comme toutes les choses excellentes, rencontrent des défenseurs enthousiastes et des détracteurs passionnés ; c'est ainsi qu'elles ont été douées des propriétés les plus contraires... Aphrodisiaques pour les uns, indigestes pour les autres. *Les truffes indigestes !...* Cette accusation blessa jusqu'au fond de l'estomac l'auteur de la *Physiologie du goût*. Aussi, se prononçant pour la négative, crut-il nécessaire d'appuyer sa décision magistrale sur des considérations du plus haut intérêt :

« 1° Sur la nature et l'objet même à examiner (la *truffe*,

aliment facile à mâcher, léger de poids et qui n'a en soi rien de dur ni de coriace) ;

» 2° Sur ses observations pendant plus de cinquante ans, qui se sont écoulés sans qu'il ait vu malade d'indigestion aucun mangeur de truffes ;

» 3° Sur l'attestation des plus célèbres praticiens de Paris, cité admirablement gourmande, et *trufivore* par excellence ;

» 4° Enfin, sur la conduite journalière des docteurs de la loi, qui, toutes choses égales, consomment plus de *truffes* qu'aucune autre classe de citoyens ; témoins, entre autres, le docteur Malouet, qui en absorbait des quantités à indigérer un éléphant, et qui n'en a pas moins vécu jusqu'à quatre-vingt-six ans. »

S'il fallait un dernier coup pour écraser les détracteurs des *truffes*, une décision royale interviendrait au besoin. « Que pensez-vous des *truffes*, demandait Louis XVIII au docteur Portal ; je gage que vous les défendez à vos malades ? — Mais, sire, je les crois un peu indigestes, et peut-être ne devrait-on en faire usage qu'à titre d'assaisonnement.

» — Les truffes ne sont pas ce qu'un vain peuple pense, »

répliqua à l'instant le roi d'un ton inspiré. Il dépêchait un plat de *truffes*, rit de l'embarras du docteur et acheva son œuvre. (Dr P. GAUBERT.)

Les entêtés ne se tinrent pas pour battus, et, comme dernier grief, ils reprochèrent aux *truffes* une influence fâcheuse sur les affaires politiques de cette époque. Ils montrèrent avec assurance les rangs des défenseurs des libertés éclaircis par leur séduction ; les voix, les consciences vendues pour un plat de *truffes*.... Mais, de bonne foi, n'est-ce pas dépasser les droits de l'accusation ? n'est-ce pas même reconnaître formellement leur puissance magique ?... Elles ont changé les convictions ; en entraînant le cœur, elles ont séduit l'esprit !.... C'est encore là, dit le docteur P. Gaubert, toute opinion mise à part, un beau triomphe... *La truffe est le diamant de la cuisine.*

VI.

Il n'y a pas encore longtemps que tout le monde faisait ses quatre repas..... Oui, quatre repas, quand on n'en faisait pas six ; et voici comment :

A neuf heures, on déjeûnait ;

A midi, on dînait ;

A quatre heures, on collationnait ;

A sept heures, on soupait, et à minuit, lorsque le plaisir prolongeait la veillée, on soupait encore.....

Lisez les chroniqueurs qui se sont occupés de ces détails domestiques, ils vous apprendront que Louis XIV, par exemple, mangeait souvent et beaucoup..... et puisque Louis XIV le faisait, nous devons penser qu'il était de bon ton de suivre les habitudes de son roi ; à cette époque, il en était ainsi..... Où était le mal ? dira-t-on... Qui n'a vanté l'appétit ?... Que de fois J.-J. Rousseau, Voltaire, Montesquieu se sont-ils plaints d'en manquer !

Mais revenons aux repas du monarque :

Déjeûner, avec des mets succulents et substantiels ;

Dîner, plus abondant encore en principes nutritifs ;

Collation composée de pâtisseries et de fruits ;

Enfin, *souper* de la nuit, à peu près semblable au dîner... C'est extraordinaire ; mais c'est exact, et encore j'omets le *poulet froid* et le *flacon de vin* que l'on mettait sur une table près du lit pour les défaillances de la nuit......— Napoléon aurait vécu toute une journée avec la volaille de précaution du grand roi...

— Je ne dis pas non...

Quoi qu'il en soit, si les successeurs de Louis XIV n'ont pas été sur la même ligne que lui pour l'art de régner, leurs instincts gastronomiques les ont mis à peu près sur le même rang que leur prédécesseur.... et il en était ainsi dans toutes les classes de la société, lorsque les moyens de fortune permettaient de se livrer à ces gourmandises d'alors...

Ceux qui soupent ne mangent plus cependant comme on le faisait autrefois. Aussi les médecins sont-ils rarement appelés pendant la nuit pour combattre une indigestion déterminée par un souper copieux, principal repas de nos pères.

Il y a donc progrès, et le progrès a eu lieu non seulement pour l'heure des repas, mais encore pour la quantité de mets que l'on y sert. Nos tables, en France du moins, ne sont plus couvertes de pièces aussi résistantes, et un dîner aujourd'hui, dans nos villes, ne retient plus des convives pendant cinq ou six heures.

Nous ne voyons plus aussi autant de ces gros mangeurs qui se couchaient l'estomac gorgé d'aliments, et qui rendaient chaque matin une pituite surabondante. Leur digestion était laborieuse, le sommeil était agité de rêves pénibles, d'un cauchemar qui oppressait, et des mucosités, des glaires mal élaborées farcissaient leurs premières voies... Il fallait alors les évacuer par des purgatifs, des *grains de santé*, des *élixirs de longue vie*..... Si les médecins du siècle de Louis XIV, que Molière a si injustement raillés, saignaient pour diminuer des forces exhubérantes, et prescrivaient si souvent les purgations sous toutes les formes, afin de dissiper ces embarras gastriques, ces *humeurs* qu'ils appelaient avec raison *peccantes*, avaient-ils donc tort?.... Molière n'avait pas compris ces circonstances très-atténuantes, quand il déverse sa mauvaise humeur sur le *saignare*, le *purgare* et le *clistérium donnare*.

VII.

Les règles diététiques sont innombrables, comme les combinaisons auxquelles la situation de l'homme social est soumise... On ne peut donc établir à ce sujet d'axiôme absolu. — Le soldat, qui se nourrit de pain noir et de bœuf, — la femme du monde, qui subsiste en se contentant d'une petite quantité de sucs alimentaires, — l'Arabe, dont quelques dattes et un peu d'eau fraîche satisfont la soif et la faim, — le Hollandais, qui consomme en un repas beaucoup de viandes, peuvent vivre en bonne santé... Tout, dans cette matière, est relatif, et l'aliment qui vous serait salutaire pourra tuer votre voisin.

A l'estomac délabré par la disette et la pauvreté, il faut des mets solides et réparateurs; à celui que les excès et la pléthore fatiguent, il faut, au contraire, une nourriture peu stimulante.

Le savant et le portefaix, le vieillard et le jeune homme, l'individu sec, bilieux, nerveux, et celui qui est sanguin, chargé d'embonpoint, n'ont évidemment pas besoin de la même alimentation.

Si, relativement au choix de la nourriture, il y a des préceptes généraux que l'on doit suivre, il faut prendre, pour guide, en général, l'expérience : elle désigne à chacun le mets qui lui convient. Celui qui lui cause des pesanteurs d'estomac, de l'insomnie, du dégoût, sera un aliment indigeste et qu'il devra éloigner; et néanmoins, le même aliment pourra convenir à un autre.

Le plus souvent, ce n'est pas la qualité des mets qui incommode, mais la quantité qu'on en prend.... Un précepte bon à suivre, c'est de ne manger qu'autant d'aliments qu'on peut en digérer sans peine. Cette mesure n'est jamais indiquée d'une manière précise par nos besoins habituels ; le désir de manger est quelquefois plus grand que notre capacité digestive. Il arrive souvent aussi que l'estomac, stimulé par les excitants dont on assaisonne les aliments, demande plus de nourriture qu'il n'en faut pour les besoins du corps. Enfin, c'est plutôt par la connaissance particulière de ses facultés digestives que chaque individu peut se faire des lois pour lui-même, que par la connaissance de certains préceptes, qui sont rarement d'une application absolue.

VIII.

Il est un fait qu'il faut admettre, c'est que nous mangeons moins qu'autrefois. Devons-nous en trouver la cause dans les préoccupations intellectuelles ? Notre existence est aujourd'hui moins matérielle ; nous pensons davantage, et notre cerveau surexcité absorbe une partie des forces destinées à l'estomac.

Ces deux organes agissent en raison inverse l'un de l'autre : le travail intellectuel nuit à la digestion, comme la digestion nuit au travail intellectuel. L'estomac et le cerveau sont deux grands organes, qui ne peuvent être vivement occupés en même temps. L'action forte de chacun d'eux a besoin de toutes les ressources de l'économie animale.

Dans les campagnes, où l'intelligence est infiniment moins exercée, moins constamment active que dans les villes, on voit de nombreux exemples d'un développement extrême des facultés digestives. Là, les excès de table sont peu dangereux ; la compensation s'établit aux dépens du *cerveau*. Mais dans nos grandes cités, où les relations plus fréquentes, les inquiétudes plus nombreuses et plus vives, les intérêts plus graves, les travaux intellectuels plus suivis tiennent l'organe de la pensée constamment en activité, le moindre excès peut être nuisible au corps. La sobriété y est une condition nécessaire de conservation.

Quoique ses avantages y soient mieux sentis de nos jours

qu'autrefois, ils n'y sont pas encore suffisamment appréciés, et l'on voit de nombreux exemples d'excès de table, qui ne manquent pas de porter à la longue leurs tristes fruits.

Les uns, au lieu d'observer une tempérance nécessitée par leur état de santé, se livrent, au contraire, sans retenue au plaisir de la bonne chère ; d'autres portent l'intempérance jusqu'à faire un continuel abus de vins généreux, de liqueurs spiritueuses et de café; un grand nombre, à qui le régime végétal serait essentiellement indiqué, ne recherchent que les mets les plus succulents et les mieux assaisonnés, et s'asseoient, trop souvent pour leur santé, à des tables comme celle dont nous a donné la description un médecin anglais, le docteur Paris :

« C'est quelque chose de merveilleux, dit-il, qu'un dîner moderne. On commence par jeter dans l'estomac, de la soupe, aliment de digestion difficile; on sert ensuite du poisson accompagné de sauces qui le rendent indigeste (en Angleterre, le poisson est servi avant la viande). La volaille et les viandes arrivent après. Le règne végétal, depuis le cèdre jusqu'à l'hysope, depuis la noix de coco jusqu'au champignon cryptogame, apparaît sur la même table... A cette tour de Babel gastronomique, ajoutez les inventions du confiseur, les pesantes manipulations du pâtissier, le mélange de tous les vins, de la liqueur et de la bière. La fin de ce drame à tant de personnages, c'est le café, le thé et quelquefois des glaces.

» Ce ne sont pas les princes, les rois, les millionnaires, fait observer notre confrère, qu'un tel régime expose à ces délabrements d'estomac si fréquents parmi nous; ce sont les classes moyennes et même inférieures... Neuf personnes sur dix commencent par manger assez de soupe et de poisson pour se rassasier, cependant un nouveau stimulant leur est offert : ce sont des côtelettes ou du bœuf à la sauce ; un jambon de Westphalie ou de Bayonne paraît sur la table, et sollicite encore ces appétits déjà blasés... Ce n'est pas tout ; voici le moment de la venaison, que le dessert suit, couronné par le fromage et les confitures.

» Une multitude de pâtisseries indigestes, de bonbons de toutes couleurs, de primeurs sorties des serre-chaudes, de fruits exotiques et souvent privés de leur saveur, achèvent l'œuvre meurtrière que tant d'aliments divers ont commencée. Je le demande, un repas de ce genre, n'est-ce pas le chaudron de Macbeth ? »

Disons-le en terminant ce chapitre, par les excès habituels de table, les plus hautes facultés de l'intelligence demeurent ensevelies, pour ainsi dire, sous un amas dégoûtant de viandes et de liquides entassés, dans l'estomac, par de larges ingurgitations.... Et puis, on ne saurait trop le répéter, l'intempérance appelle sa compagne, la débauche, non moins meurtrière dans ses excès ; combien d'hommes gonflés de vins et de nourritures, après un festin copieux, se précipitent témérairement dans d'impures jouissances qui les tuent, jusque sur le théâtre même de leurs exploits, d'indigestion ou d'apoplexie...

Les individus qui passent leur temps dans de tels excès, sont-ils dignes de vivre longuement ?... Ne sommes-nous donc destinés qu'à procurer des engrais à la terre, et à périr dans des orgies !

DES FALSIFICATIONS.

La Farine. — Le Pain — Le Vin. — Le Champagne. — Le Porto. — Le Xérès. — Le Vinaigre. — Les Eaux-de-Vie. — Les Bonbons. — Le Sel. — Le Lait. — La Charcuterie. — Les Cornichons. — Les Liqueurs d'Absinthe, etc.

Qui n'a entendu dire :

« Dans le bon vieux temps, alors que nos ancêtres mettaient trente ans d'un travail assidu pour posséder trois mille livres de revenu, lorsqu'ils écoulaient leurs denrées et leurs produits dans une boutique simple et modeste, l'art de la fraude était peu répandu... La plupart vivaient et mouraient avec la tranquillité de la conscience et le maintien de la probité et des bonnes coutumes de leur profession ; mais aujourd'hui que le relâchement des mœurs, le luxe et la cupidité sont portés au comble ; que l'ambition et l'orgueil appartiennent à tous, beaucoup de commerçants ne redoutent pas d'arriver à la fortune aux dépens de l'honneur et de la conscience. Aussi, tous les jours, des marchands cupides altèrent les aliments et les boissons, afin d'augmenter les bénéfices de leur industrie. »

Quoi qu'il en soit, nous sommes trop partisans des temps modernes pour les croire inférieurs aux temps passés sous quelque forme que ce puisse être ; et si nous mentionnons ici l'une des causes générales et permanentes qui agissent tous les jours et plus ou moins sourdement sur l'état sanitaire des populations, nous ne faisons que rappeler l'attention sur un sujet qui a déjà été traité par des hommes compétents...

I.

On a mélangé les farines avec de la *fécule* de pommes de terre ; d'autres fois avec des *fèves* et des *pois*.

Nous ne pensons pas que l'addition de la fécule de pommes de terre puisse être nuisible à la santé ; mais c'est un vol du vendeur envers le boulanger, car cette fécule, introduite dans la farine pour être panifiée, n'absorbe pas d'eau et ne rend pas autant de pain que la farine de froment.... C'est aussi un vol envers le consommateur, puisque le pain préparé avec la farine mêlée de *fécule,* et qui contient moins de gluten, est moins nourrissant.

La falsification suivante sur la *farine* a été signalée à Rouen en 1845 ; elle fut poursuivie par le procureur du roi :

La farine de féverolle, mêlée à la farine de froment, a la faculté de faire considérablement renfler le pain, et de permettre au boulanger qui manipule ce mélange d'augmenter, d'une manière notable, le volume d'eau qui entre dans la fabrication du pain, sans que la pâte en paraisse plus légère.

En mêlant seulement deux kilogrammes de farine de féverolle à un sac de farine de froment, on peut réaliser, par plus de poids qu'on donne à la pâte et par l'addition de l'eau, un bénéfice de dix francs au préjudice du consommateur... C'est, comme on voit, un chiffre fort joli, et qui, multiplié par un certain nombre de sacs, peut faire un revenu très-rond.

« Tous les marchands de farine de Rouen, disait le journal qui rapportait ce fait, ne se livrent pas à cette fraude coupable, qui profite d'ailleurs beaucoup plus aux boulangers de mauvaise foi qu'à eux-mêmes ; mais il en est plusieurs, continuait-il, qui la font depuis longtemps et journellement. »

Puisque des meuniers, afin d'augmenter le poids de la *farine*, ont été jusqu'à la mélanger avec de la *chaux*, du *plâtre*, de la *terre de pipe broyée*, ne devrait-on pas, dans l'intérêt du commerce et des consommateurs, plomber à la marque du vendeur les sacs qu'il livrerait?... Si une partie était frelatée, l'examen de celle contenue dans les sacs non ouverts et plombés, permettrait d'établir judiciairement la fraude. C'est une pratique que plusieurs meuniers ont introduite à Paris sous la seule inspiration de leur intérêt et de leur honneur. Il serait à désirer que cet usage fut établi partout.

II.

En retour des fraudes dont ils sont quelquefois victimes, des boulangers en ont inventé beaucoup d'autres plus graves encore. Nous signalerons d'abord la sophistication par le *sulfate de cuivre* ou vitriol, poison violent.

Réservé longtemps à la Belgique et au nord de la France, ce procédé est devenu, assure-t-on, beaucoup plus général... C'est qu'il offre l'avantage de faciliter l'emploi de farines de qualités médiocres et mélangées, — de diminuer la main d'œuvre, — de rendre la panification plus complète, la mie et la croûte plus belles...

Pour obtenir tous ces résultats, il suffit, il est vrai, d'une très-petite quantité, dont l'action immédiate n'est peut-être pas dangereuse ; mais à la longue les effets d'un tel poison doivent devenir nuisibles ; et comment ne pas trembler d'ailleurs à la pensée des dangers qui peuvent résulter de la maladresse ou de l'inexpérience de quelque garçon ?

L'alun... son emploi dans le pain en est fort anciennement connu en Angleterre, où il est toléré, parce qu'il permet de donner au pain de qualité inférieure cette couleur blanche, propre à celui qui est fait avec la belle fleur, et même d'y introduire, sans nuire à l'apparence, des farines de fèves et de pois... Ce sont des raisons de boulangers dont ne sauraient s'accommoder les estomacs délicats, et il est regrettable, disent MM. Garnier et Harel, dans leur livre : *Des falsifications alimentaires*, que la police de Rouen n'ait rien trouvé à dire ni à faire lorsqu'une expertise chimique constata, il y a quelques années, dans le pain de cette vile, la présence de neuf décigrammes d'*alun* par kilogramme de pain.

Nous ferons, à l'égard du *sulfate de zinc*, les mêmes remarques que pour le *sulfate de cuivre*...

Les mêmes fraudes ont été mises en usage pour la *pâtisserie* et ont déterminé de graves accidents...

On a fait entrer, dans la confection du pain, des *pommes de terre cuites*.... Celui qui fait préparer du pain pour son usage particulier a bien le droit assurément d'y faire mettre des fécules ; mais un boulanger ne peut en agir ainsi pour celui qu'il livre à la population... S'il trouve un moyen plus économique de faire le pain, avant qu'il puisse le mettre en usage, l'administration doit être juge de la salubrité et des avantages que présente ce procédé, puisque la taxe du pain est basée sur le prix et la qualité des farines qui doivent servir à le confectionner : y mêler d'autres substances, c'est tromper le public et l'administration.

III.

Si la falsification du vin est souvent déplorable sous le rapport de la santé et de la moralité du peuple, la fraude peut aussi porter préjudice aux intérêts de l'agriculture, car il est de toute évidence que l'*eau* employée à étendre les vins enlève au vigneron l'écoulement de ses produits en même temps qu'elle en avilit le prix.

Les populations seraient trop heureuses si l'on se contentait d'étendre les vins d'*eau;* mais, comme pour le pain, on a épuisé toutes les ressources de la chimie pour fabriquer des vins sans raisins, pour leur donner un cachet de terroir qui ne leur appartient pas, ou pour masquer leur détérioration... Ainsi une science qui était destinée primitivement à agrandir le cercle des jouissances et à révéler les crimes contre la santé publique, est devenue entre les mains de certains hommes l'instrument de leur cupidité... Ils tirent parti des progrès de la chimie, non pas pour le bien des masses, mais pour en perfectionner l'exploitation !

Afin de déguiser la verdeur des vins, on sature l'acide acétique, qui leur donne cette saveur, avec des sels alcalins, tels que les *sous-carbonates de potasse*, *de chaux* ou *de soude*...

On a employé aussi, pour adoucir les vins passés à l'aigre, l'*oxide de plomb*, ou la *litharge*. Cette préparation fait disparaître l'acidité des vins et leur donne une saveur sucrée; mais par suite de leur usage, elle fait naître une maladie des plus cruelles, la *colique de plomb*, autrement appelée colique des peintres ou des plombiers.

Les malades ainsi empoisonnés sont en proie à des coliques atroces et qui font jeter des cris même aux plus courageux; le ventre est affaissé, rétracté; la constipation est presque invincible; avec le temps arrivent des convulsions, du délire, de la paralysie, et quelquefois, mais rarement, la mort.

La fraude sur les vins ne date pas d'hier, puisque l'on trouve, dans le recueil des lois et ordonnances, un arrêté du Prévost de Paris, portant la date du 20 septembre 1731, dans lequel il est dit que, « pour empêcher les mixtions et » les autres abus que les taverniers commettent dans le » débit de leurs vins et par lesquels ils trompent le public, » il est permis à toutes personnes qui prendront du vin » chez eux, soit pour le boire, soit pour emporter, de

» descendre à la cave et d'aller jusqu'au tonneau pour le » voir tirer en leur présence ; et fait défense aux taver- » niers de l'empêcher, à peine de quatre livres *parisis* » d'amende pour chaque contravention, dont le dénoncia- » teur aura le quart. »

Une autre ordonnance du même magistrat, du 2 décembre 1731, défendait aux taverniers de faire « aucun mé- » lange de vins différents pour être débités dans leurs ta- » vernes, à peine de confiscation et d'amende arbitraire. »

Par les statuts des marchands de vin, il ne leur était pas permis de « vendre ni débiter, cidre, poiré, eau-de-vie ou » autres liqueurs ou autres breuvages qui sont incompati- » bles avec le vin ou qui peuvent servir à le mélanger, ou » sophistiquer, ou falsifier, à peine de confiscation et d'a- » mende arbitraire. »

Il leur était aussi défendu, sous les mêmes peines, « d'avoir en leurs mains aucune lie puante, aucuns vins » ou râpés puants ou poussés. »

Les gardes de leur communauté qui devaient tenir la main à cette discipline étaient obligés, par les mêmes statuts, de faire, tous les ans, plusieurs visites dans les caves et dans les cabarets ; et, sur les rapports qui en devaient être faits à la police par l'un des commissaires, les contrevenants étaient condamnés à des peines proportionnelles à leurs fautes.

En remontant à une époque plus éloignée, on trouve encore des exemples de *falsifications*, puisqu'en 1696 la police condamna à trente livres d'amende des vignerons qui avaient fait usage de *litharge* pour améliorer leurs vins... Il leur fut fait très-expresses défenses de récidiver, sous plus grandes peines, et il fut défendu à tous marchands de vins, vignerons et autres personnes vendant en gros et en détail de mettre dans leurs vins de la litharge, à peine de 500 livres d'amende et de punition corporelle.

Malgré toutes ces précautions, toutes ces défenses, on

constata, en 1775, dans un des faubourgs de Paris, une épidémie de colique saturnine. Bourdelin, qui avait vu 54 malades atteints de cette épidémie, déclara qu'elle était due à l'usage de vin adouci par de la *litharge*...

Cette saturation dangereuse par les sels de plomb est presque abandonnée ; on a eu cependant l'occasion de la constater, il y a quelques années, au camp de Compiègne. Plusieurs soldats étant tombés malades, on rechercha quelle était la cause de leur maladie, et on reconnut que cette cause devait être attribuée à l'usage d'un *vin vert*, qui avait été adouci par l'*acétate de plomb*. Le vigneron qui avait pris chez un pharmacien l'acétate (sucre de plomb), et qui l'avait introduit dans son vin, fut traduit devant les tribunaux et condamné.

Malgré cet exemple, nous croyons que l'édulcoration des vins aigris par les sels de plomb est fort heureusement abandonnée aujourd'hui par les falsificateurs. Le but qu'ils se proposent, c'est de saturer l'excès d'acide des vins qui ont tourné à l'aigre, et de leur rendre ainsi leur première saveur. Or, si la litharge enlève le goût acide des vins, elle le remplace par une saveur styptique, métallique, qui est bien loin d'être préférable, alors même qu'elle est très-affaiblie. De plus, le carbonate de chaux ou craie remplit parfaitement la même indication, coûte moins cher, ne forme, avec les acides des vins tournés, que des sels insipides et parfaitement innocents.

Avec de tels avantages, il faudrait supposer les marchands de vins dénués de toute espèce d'intelligence pour ne pas préférer la craie à l'oxide de plomb ; aussi la préfèrent-ils et l'emploient-ils maintenant exclusivement, surtout dans quelques provinces du Midi où les vins s'aigrissent très-facilement.

On falsifie le vin avec de l'*eau-de-vie* pour lui donner plus de force. Fiez-vous à un semblable mélange pour rétablir la santé d'un convalescent ou pour modifier la constitution d'un jeune enfant scrofuleux ! vous cherchez à les tonifier, et vous les brûlez.

L'ivresse qui résulte de l'injestion d'un pareil vin ressemblera-t-elle à l'ivresse ordinaire?... On se plaint bien souvent, et avec raison, de l'ivresse brutale et féroce du peuple, et on ne pense pas à en accuser celui qui a trompé sa soif... La loi punit l'homme ivre, des délits qu'il commet; celui qui a profité de son ignorance et de son vice pour lui donner une boisson fatale, ne devrait-il pas subir les trois quarts de la peine ?

Autre falsificatión :

Le commerce ajoute quelquefois jusqu'à 26 % d'alcool aux vins avant leur introduction dans les villes, afin de l'étendre d'eau ensuite et de vendre, en fraude des droits, ce mélange insalubre... Pour prévenir cet abus, ne pourrait-on pas interdire l'introduction, dans l'enceinte des villes, de vins contenant plus de 18 % d'alcool ?

On étend le vin *d'eau*, comme nous l'avons dit en commençant ; mais c'est la plus simple des fraudes, c'est un simple vol, un manque de bonne foi.

Pour donner aux vins faibles de la couleur et un ton plus chaud, on les mélange avec des vins chargés de l'Auvergne, du Languedoc et du Roussillon. Pour nous servir de l'expression technique, on *vine* le vin, on le met au goût du consommateur ; celui-ci aime tel terroir, celui-là tel autre : chacun sera servi à son gré et toujours avec le même petit crû. Véritable Protée, il devient Bordeaux, Mâcon, Beaune, Champagne, etc., entre les mains de l'enchanteur. Celle-là est encore la fraude innocente.... Mais d'autres marchands moins consciencieux colorent ce qu'ils appellent du vin avec des matières tinctoriales, des *bois de Campêche*, de *Fernambouc*, du *Brésil*, des *baies du sureau*, le *troëne* et des *mûres*, etc..... Si on crie à l'exagération, je répondrai par ce fait, qui a été signalé depuis longtemps : il se vend dans Paris un *quart* de vin de plus qu'il n'en entre ; donc ce vin est fabriqué à l'intérieur... Heureux les consommateurs si *l'eau* pure était la cause de cette abondance !

Dans un petit opuscule publié en Angleterre, M. J. Robinson a fait de curieuses révélations sur la manière de fabriquer, de *toutes pièces,* les vins les plus divers... Les marchands de Paris, quelle que soit leur habileté dans la fabrication de cette précieuse liqueur, doivent baisser pavillon devant les marchands de vin anglais. Qui croirait, par exemple, dit le journal des *Connaissances Medico-Chirurgicales,* qui rapporte ce fait, que le *bon Champagne mousseux* est manufacturé dans ce pays avec des substances telles que la rhubarbe, les sommités d'orties du printemps, du sucre, des œufs, le tout mis dans une bouteille forme champagne, et scellé de cire verte ?

Pour faire de *vieux Porto* ou de *vieux Xérès,* c'est encore mieux. On prend, pour fabriquer le premier, du jus de raisin de Hambourg, du sucre, une décoction de betteraves rouges, du gingembre et des feuilles de sauge rouge ; on y ajoute une petite quantité d'eau-de-vie de France, avec de la colle de poisson, des amandes amères, du sucre candi et de l'écorce de citron. Pour lui donner un peu d'astringence, on y ajoute de l'écorce de chêne, du ratanhia, du cachou, de la gomme kino et de l'alun ; enfin, on lui donne le véritable goût de *vin de Porto,* en ajoutant quelque peu de teinture de graines de raisin.

Quant au *vin de Xérès,* on le fabrique avec du jus de raisin de Malaga, du jus et de l'écorce de citron, des oranges de Séville, de l'eau-de-vie et du vieux cidre.

IV.

Les meilleures *eaux-de-vie* sont fournies par la distillation du vin ; elles ont une saveur chaude et douce, un arrière-goût qui rappelle le liquide qui les a produites. Elles constituent une boisson recherchée, mais malheureusement fort rarement pure dans le commerce.

Afin d'enlever aux eaux-de-vie de marc, de graines ou de pommes de terre, la saveur âcre et désagréable qui les caractérise, on les aromatise souvent avec des *baies de genièvre*, de *cumin*, de *girofle* et autres aromates communs.

Quelquefois, les eaux-de-vie, par suite de l'impureté de la matière première (de l'alcool), et, par conséquent, de la négligence avec laquelle on entretient les vases distillateurs, contiennent des *sels de cuivre*, qui sont nuisibles à la santé...

On donne aux *eaux-de-vie blanches* la respectable apparence de vieillesse qu'elles n'ont pas, en les colorant avec du *caramel*, qui a encore la propriété de les adoucir.

L'*eau-de-vie* lorsqu'elle est de bon aloi est une des boissons les plus dangereuses pour la santé; l'usage immodéré de cette liqueur entraîne à sa suite des accidents redoutables, la décoloration de la peau, les affections chroniques du foie, l'hydropisie, le délire avec tremblement, les maladies nerveuses et l'abrutissement de l'intelligence... On peut poser en principe que les ivrognes d'*eau-de-vie* arrivent promptement et misérablement à la mort.

Sans tomber dans les exagérations des sociétés de tempérance américaines relatives à l'usage des alcooliques, il serait à désirer qu'on pût enfin faire bien comprendre au peuple que l'abus qu'il en fait, si contraire au bon sens, peut détruire les organisations les plus robustes et altérer les générations futures en les prédisposant aux maladies mentales et organiques les plus variées et les plus déplorables.

V.

Il n'est pas jusqu'au *vinaigre* qui ne soit falsifié, et voici comment :

M. A. Chevalier, ayant été chargé, en 1833, de l'examen d'échantillons de vinaigre, prélevés dans les cantines de plusieurs casernes de Paris, crut devoir faire aussi quelques recherches sur la pureté du vinaigre vendu à Paris, et sur les moyens employés pour le falsifier. Il chargea une pauvre femme de lui acheter, chez les épiciers qu'il lui désignait, une certaine quantité de vinaigre. C'est sur ces échantillons, au nombre de 120, qu'il a fait ses expériences.

Sur ces 120 échantillons, il y en avait :

97 de vinaigre pur ;
17 de vinaigre altéré par l'acide sulfurique ;
3 de vinaigre contenant des substances âcres ;
2 de vinaigre contenant du cuivre ;
1 de vinaigre contenant du plomb.

Les recherches de M. A. Chevalier lui firent connaître :

1° Que beaucoup de falsificateurs ne croient pas commettre un délit en mêlant à leurs vinaigres des substances étrangères ;

2° Que d'autres ont acheté des recettes pour rendre le vinaigre plus fort, croyant, en en faisant usage, perfectionner leurs marchandises ;

3° Qu'il en est d'autres qui allongent leur vinaigre avec l'acide sulfurique, sachant ce qu'ils font et dans le seul but d'augmenter leur bénéfice.

VI.

Le *thé*, dont l'usage est si répandu dans les salons, surtout dans les pays froids et humides, tels que l'Angleterre et la Hollande ; cette infusion, très-malfaisante pour beaucoup de personnes chez lesquelles elle détermine de vives douleurs à l'estomac ou un tremblement général, et qui produit chez d'autres de bons effets en activant l'exercice des organes digestifs, n'est pas toujours pure... Voici, à cet égard, ce que rapporte M. A. Chevalier :

En août 1844, l'administration fut informée que du thé provenant d'un navire anglais *The Reliance*, qui avait fait naufrage sur les côtes de France, avait été repêché, lavé à l'eau pour le priver du sel marin, puis coloré en vert par un mélange d'*indigo*, de *talc* et de *chromate de plomb*, pour être livré au commerce.

Les auteurs de cette fraude étaient un négociant et un ouvrier ; ils furent d'abord condamnés en police correctionnelle à 50 francs d'amende et à huit jours de prison ; appel ayant eu lieu de ce jugement, le négociant fut acquitté :

« Considérant que si A.... a fait subir aux thés avariés une préparation pour les rendre marchands, il n'est pas établi qu'il ait trompé sur la qualité de la marchandise vendue. »

Par suite de cet acquittement, le thé fut rendu au sieur A.... encore chargé de *chrômate de plomb*, sel toxique, pouvant être nuisible.

Cette fraude sur le thé ne se faisait pas seulement dans la capitale, car dans le moment où l'on s'occupait à Paris des *thés* colorés au *chrômate de plomb*, un pharmacien de Fécamp examinait des thés vendus dans cette ville, qui étaient falsifiés par le même procédé.

VII.

L'industrie des *confiseurs* a été surveillée. Ces pastilles aux mille couleurs, ces bonbons imitateurs qui, par leurs formes variées, tentent les enfants, ont causé quelquefois de graves accidents, et les papiers dont on les enveloppe, coloriés également avec des substances vénéneuses, ne sont pas sans danger.

Une ordonnance du 10 décembre 1830 défend d'envelopper ou de couler des sucreries dans des papiers blancs, lissés ou colorés avec des substances minérales ; et cependant, certains confiseurs ont fait usage depuis, par ignorance, il faut le penser, d'*arsenite de cuivre* (vert de Scheele) de *minium*, de *vermillon*, de *chrômate de plomb* (jaune de chrôme) etc, et de matières colorantes végétales très-actives comme la *gomme gutte*, *l'orseille*, etc., dans l'intention de donner à leurs sucreries des couleurs plus vives et plus agréables à l'œil... Je n'exagère point ; lisez vous-mêmes :

Paris, le 11 août 1832. — Nous conseiller d'Etat, préfet de police, considérant qu'il se fait dans Paris un débit considérable de liqueurs, bonbons, dragées et pastillages coloriés ; que, pour colorier ces marchandises, on *emploie fréquemment des substances minérales qui sont vénéneuses*, et *que cette imprudence a donné lieu à des accidents graves*; que les mêmes accidents sont résultés de la succion de papiers blancs, lissés ou coloriés avec des substances minérales, dans lesquelles les sucreries sont enveloppées ou coulées ;

Vu :

1° Les rapports du conseil de salubrité ;

2° L'ordonnance de police du 10 octobre 1742 ;

3° La loi du 16-24 août 1790, et celle du 22 juillet 1791 ;

4° Le Code du 3 brumaire an IV ;

5° Les articles 319, 320 § 10, 475 § 14, et 477 du Code pénal ;

6° L'ordonnance de police du 10 décembre 1830 ;

Ordonnons ce qui suit :

Art. 1. Il est expressément défendu de se servir d'aucune substance minérale pour colorer les liqueurs, bonbons, dragées, pastillages et toute espèce de sucreries ou pâtisseries; on ne devra employer pour colorier les liqueurs, bonbons, etc., que des substances végétales, à l'exception de la gomme gutte et de l'orseille.

2° Il est défendu d'envelopper directement ou de couler des sucreries dans des papiers blancs, lissés ou coloriés avec des substances minérales. Ces papiers ne pourront être employés que pour former une enveloppe extérieure.

3° Les confiseurs, épiciers ou autres marchands qui vendent des liqueurs, bonbons ou pastillages coloriés, devront les livrer enveloppés dans du papier qui portera des étiquettes indiquant leurs nom, profession et demeure.

4° Les fabricants et marchands seront personnellement responsables des accidents occasionnés par les liqueurs, bonbons et autres sucreries qu'ils auront fabriqués ou vendus.

5° Il sera fait des visites chez les fabricants et détaillants, à l'effet de constater si les dispositions prescrites par la présente ordonnance ont été observées.

6° Les contraventions seront poursuivies conformément à la loi devant les tribunaux compétents.

7° La présente ordonnance sera imprimée, publiée et affichée tant à Paris que dans les communes rurales du département de la Seine, et dans celles de Saint-Cloud, Sèvres et Meudon. Le chef de la police municipale, les commissaires de police, les inspecteurs et le commissaire-inspecteur général des halles et marchés sont chargés de son exécution. Les sous-préfets de Sceaux et Saint-Denis, les maires et les commissaires de police des communes rurales sont spécialement chargés de veiller à son exécution dans les communes respectives.

Avis sur les substances colorantes que peuvent employer les confiseurs ou distillateurs, pour les bonbons, pastillages, dragées ou liqueurs.

Couleurs bleues.

L'indigo, que l'on dissout fréquemment par l'acide sulfurique ou l'huile de vitriol, le bleu de Prusse ou de Berlin. Ces couleurs se mêlent facilement avec toutes les autres et peuvent donner toutes les teintes composées dont le bleu est l'un des éléments.

Couleurs rouges.

La cochenille, le carmen, la laque carminée, la laque du Brésil.

Couleurs jaunes.

Le safran, la graine d'Avignon, la graine de Perse, le quercitron, le fustet, les laques *alumineuses* de ces substances. Les jaunes que l'on obtient avec plusieurs des matières désignées, et surtout avec les graines d'Avignon et de Perse, sont plus brillants et moins mats que ceux que donne le jaune de chrôme, dont l'usage est toujours dangereux.

Couleurs composées.

Vert. — On peut produire cette couleur avec le mélange du bleu et des diverses couleurs jaunes; mais l'un des plus beaux est celui que l'on obtient avec le bleu de Prusse ou de Berlin et la graine de Perse; il ne cède en rien pour le brillant au vert de Schweinfurt, qui est un violent poison.

Violet. — Le bois d'Inde, le bleu de Berlin. Par des mélanges convenables, on obtient toutes les teintes désirables.

Pensée. — Le carmin, le bleu de Prusse ou de Berlin. Ce mélange donne des teintes très-brillantes. Toutes les autres couleurs composées peuvent être préparées par des mélanges que les confiseurs ou les distillateurs sauront approprier à leurs besoins.

Liqueurs.

Le liquoriste peut faire usage de toutes les couleurs précédentes ; mais quelques autres lui sont nécessaires. Il peut préparer, avec les substances suivantes, diverses couleurs particulières.

Pour le curaçao d'Hollande, — le bois de campêche.

Pour les liqueurs bleues, — l'indigo dissout dans l'alcool.

Pour l'absinthe, — le safran.

SUBSTANCES DONT IL EST DÉFENDU DE FAIRE USAGE POUR COLORER LES BONBONS, PASTILLAGES, DRAGÉES ET LIQUEURS.

Toutes les substances minérales, le bleu de Prusse excepté, et particulièrement :

Le *jaune de chrôme*, connu en chimie sous le nom de chrômate de plomb, et qui est formé de deux substances vénéneuses.

Le *vert de Schweinfurt* ou le *vert de Scheele*, violent poison, qui contient du cuivre et de l'arsenic.

Le *blanc de plomb*, connu sous le nom de *céruse* ou de *blanc d'argent*. Les confiseurs ne doivent employer non plus, pour mettre dans leurs liqueurs, que des feuilles d'or ou d'argent fin. On bat actuellement du chrysocalque presqu'au même degré de ténuité que l'or ; cette substance, contenant du cuivre, ne peut être employée par le liquoriste.

Quelques distillateurs se servent d'*acétate de plomb* ou du sucre de Saturne, pour clarifier leurs liqueurs ; ce procédé est susceptible de donner lieu à des accidents graves, cette matière étant un violent poison.

PAPIERS SERVANT A ENVELOPPER LES BONBONS.

Il est important d'apporter beaucoup de soins dans le choix du papier coloré et du papier blanc qui servent à envelopper les bonbons. Les papiers lisses, blancs ou coloriés, sont ordinairement préparés avec des substances minérales très dangereuses.

Ils ne doivent pas servir à envelopper directement les bonbons ou sucreries qui pourraient, en s'humectant, s'attacher au papier, et donner lieu à des accidents. Le papier colorié avec des laques végétales, peut être employé sans inconvénient.

Comme il arrive fréquemment aux enfants de mettre dans leur bouche les papiers qui ont servi à envelopper les bonbons, il est nécessaire de les en empêcher, pour prévenir des accidents graves....

L'arrêté suivant, que faisait publier, en 1836, le maire de Bordeaux, prouve que ces mesures de salubrité publique ont été prises dans d'autres villes que Paris :

« Art. 1er. — Il est défendu à tous parfumeurs, confiseurs et liquoristes, d'employer des substances minérales pour colorer les bonbons et les liqueurs qu'ils exposeront en vente.

» 2. — Il ne pourra être employé à cette opération que des substances végétales, à l'exception toutefois de la gomme gutte et de l'orseille.

» 3. — Afin de s'assurer si les dispositions des articles ci-dessus sont exactement exécutées, l'administration fera faire, dans le courant du présent mois et dans les premiers jours des mois suivants, des visites de surveillance chez MM. les confiseurs, parfumeurs et liquoristes.

» 4. — Cette vérification sera faite par les soins de MM. les commissaires de police, assistés de M. le chimiste de la ville.

» 5.— A cet effet, MM. les commissaires de police devront se concerter pour que leur visite puisse avoir lieu chaque jour à compter du 24 présent mois, jusques et y compris le 6 janvier prochain. Elle sera continuée les mois suivants à des époques indéterminées, si l'administration le juge nécessaire.

» 6.—Les contrevenants aux dispositions du présent arrêté seront poursuivis conformément aux lois. Les bonbons ou liqueurs colorés avec des substances vénéneuses seront détruits.

» 7.—Le présent arrêté sera soumis à l'approbation de M. le préfet. Il sera ensuite imprimé, publié et affiché ; des exemplaires seront adressés à MM. les commissaires de police, ainsi qu'à M. le chimiste de la ville, chargé d'en surveiller l'exécution. »

Conformément à cet arrêté, on fit des visites chez les parfumeurs et les confiseurs de la ville de Bordeaux. Des saisies furent opérées pour des dragées coloriées avec des substances qui, analysées, furent reconnues pour être malfaisantes.

VIII.

Parmi les substances alimentaires d'un commun usage, il n'en est pas dont l'emploi soit plus généralement répandu que le *lait.* Aussi est-ce un des produits sur lesquels la falsification s'est exercée avec le plus de persévérance.

La fraude la plus ordinaire des laitiers de tous les pays réside dans l'addition de *l'eau ;* mais alors, pour rendre au lait sa densité première et cacher sa saveur plate et fade, quelques-uns y ajoutent du *sucre*, de la *fécule*, de la *gomme.*

Pour lui donner la teinte jaune de la crême que les falsificateurs ont enlevée, ils y délaient des *jaunes d'œufs* et du *caramel.*

Quant à la *cervelle* d'animaux, il n'est pas probable, quoi qu'on en ait dit, qu'elle soit fréquemment employée, attendu l'extrême difficulté du mélange.

Ce ne sont pas les substances qui manquent aux laitiers pour opérer leurs falsifications ; en voici encore un exemple : une Normande disait un jour à sa voisine que les machinations de la police à l'égard du lait lui donnaient, à elle, bien du mal ; qu'autrefois elle mettait tout bonnement dans le lait de la ville de l'eau de la rivière, et que maintenant, pour lui donner la densité voulue par le pèse-lait, il lui fallait faire bouillir, dans *l'eau de tripes*, *de la fécule de pommes de terre.*

IX.

Le *sel* même peut être mélangé de *salpêtre*, de *sulfate de soude*, de *potasse*, et mêler ainsi quelque substance nuisible aux aliments dont il est le condiment perpétuel.

Dans diverses circonstances, le commerce de la *charcuterie* a nécessité aussi une surveillance sévère, en raison des graves conséquences que pouvait avoir pour la santé publique le mauvais choix des viandes employées, ou la négligence des soins de propreté qu'exige leur préparation.

On a cité bien des cas d'empoisonnement occasionnés par des viandes cuites dans des bassines de cuivre encroûtées de vert-de-gris.

Enfin, ces *cornichons*, dont la belle couleur verte plaît, peuvent occasionner des effets fâcheux, parce qu'on se sert de bassines de cuivre pour leur préparation, et qu'on ne pourrait leur substituer que des vases en argent ou en porcelaine, le vinaigre attaquant tous les autres métaux.

C'est la vérité. Un habile chimiste, M. Barruel, a depuis longtemps fait connaître que tous les *cornichons* que l'on vend, et surtout ceux qui sont d'un beau vert, ceux que préfèrent les amateurs de cornichons, contiennent de l'*acé-*

tate et du *tartrate double de cuivre* et *de potasse ;* que souvent ils en contiennent assez pour occasionner des accidents, et que c'est à ces sels qu'il faut attribuer les indispositions, les coliques et les vomissements qu'éprouvent, après le repas, les personnes qui font usage de cornichons.

On peut remplacer d'ailleurs avantageusement les cornichons verts, par des cornichons faits à froid dans du vinaigre qui n'a pas bouilli.... Ces derniers, à la vérité, sont jaunâtres, mais ils ont un goût plus parfait que les premiers, et leur emploi, ce qui est d'une haute considération, ne présente aucun danger.

Dirons-nous qu'on a signalé, depuis quelques années, la présence de sels de cuivre et de plomb dans l'*eau de fleurs d'oranger,* et particulièrement dans celles de Grasse, où on les prépare en très-grandes quantités dans des vases de cuivre étamé, désignés sous le nom d'*estagnons ?*

Dirons-nous qu'il est arrivé de graves accidents par suite de l'altération des *estagnons* en zinc, qui contiennent une certaine proportion d'arsenic, et dont on se sert dans le Midi pour la conservation des huiles ?

Dirons-nous que l'on colore les *pains à cacheter* avec l'*arsenite de cuivre,* et que des enfants se sont empoisonnés de cette manière ?

Dirons-nous que leurs *jouets* offrent le même danger ?

Dirons-nous encore qu'on a eu l'occasion de rencontrer du *poivre* réduit en poudre mélangé avec moitié de son volume de tourteau de colza ;

De la *pâte de jujubes* contenant, au lieu de gomme, de la gélatine animale ;

De la *gelée de groseilles* ne renfermant pas un atôme de ce fruit, et qui n'est qu'un peu de pectine colorée avec le suc de betterave rouge, aromatisée avec le sirop de framboise et solidifiée avec de la gélatine ?

Rappellerons-nous, enfin, que Stanislas Martin, pharmacien, ayant été chargé, en 1848, d'analyser un gâteau appelé, par les pâtissiers, *pièce montée*, trouva que ce gâteau avait été décoré par un mélange d'*arseniate de cuivre* et de blancs d'œufs, et que trois personnes qui en avaient mangé furent gravement malades?

Dirons-nous aussi que ce même chimiste a attribué au *chlorure d'antimoine*, qu'il a constaté dans plusieurs échantillons de *liqueurs d'absinthe*, les accidents qui se déclarent quelquefois chez les personnes qui font usage de cette boisson?...

Je m'arrête, et je renvoie à l'ouvrage de **M. A.** Chevalier ceux qui voudront avoir des détails sur les *altérations* et *falsifications des substances alimentaires*, *médicamenteuses* et *commerciales*, avec l'indication des moyens de les reconnaître.

Chimiste habile, expert consommé dans son art, et familiarisé par une longue pratique avec les recherches de cette nature, son but a été de mettre les pharmaciens à même de repousser de leurs officines les subssances altérées, les médicaments qui auraient été sophistiqués;

De donner leur avis lorsqu'ils sont consultés par l'administration sur la valeur, soit de substances alimentaires, soit de substances commerciales;

De faire connaître aux négociants et à tous ceux qui achètent des substances alimentaires et commerciales, les moyens de reconnaître celles qui sont sophistiquées, et de se soustraire à ces fraudes;

De provoquer, et ce n'est pas l'objet le moins important, bien qu'il ne soit qu'indiqué incidemment dans les quelques pages d'une courte préface, de provoquer, dis-je, de la part de l'administration, une étude sérieuse et complète des causes qui ont produit un si grand développement dans l'art funeste des sophistications, et des moyens d'en combattre ou d'en atténuer les effets.

L'OPULENCE.

Les affections qui attaquent particulièrement la classe riche. — Physiologie du grand monde. — Les Dandys. — Les Femmes. — Leurs Passions. — Les Maux de nerfs. — Les Petites Maîtresses et Tronchin. — Les Soirées, les Bals. — Leur influence sur la santé...

I.

Les diverses influences qui agissent sur les différentes classes de la société tendent sans cesse à les modifier et à leur imprimer un cachet particulier, qui traduit à l'observateur les causes qui ont agi sur elles.... Placés dans les conditions défavorables d'alimentation et d'habitation que fait naître la misère, nous verrons les indigents présenter des modifications dans leur santé et dans leur constitution. Entourée de toutes les aisances de la vie, traînant une existence molle et voluptueuse, nous allons voir la classe riche, ceux qui dépensent leur fortune au sein de l'opulence et du grand monde, nous allons les voir, avec une constitution spéciale, être attaqués de ces maladies d'une nature particulière, qui sont inconnues parmi les pauvres : les *maux de nerfs,* affections qui ne s'offrent jamais qu'au sein des sociétés parvenues à ce degré de la civilisation où l'homme est le plus loin possible de la nature ;

Affections auxquelles les dames romaines devinrent sujettes lorsque des mœurs dépravées signalèrent l'époque de la décadence de l'empire ;

Affections communes dans le XVIIIe siècle, dans les temps qui précédèrent la révolution ;

Affections, enfin, plus fréquentes depuis que les sciences et les arts, propagés par l'imprimerie, ont acquis la prépondérance aux facultés de l'esprit sur la vigueur des membres ; depuis que la mécanique a centuplé les forces humaines, et que l'intelligence y a gagné d'autant plus que le corps a perdu ; depuis que l'on a fait succéder le règne du système nerveux à celui du système musculaire.

Plus on s'élève dans l'échelle sociale, et plus, venons-nous de le dire, l'on observe ces affections : le commerce du monde et le jeu précoce des passions développent de bonne heure une prédisposition aux maladies nerveuses. — Ce frêle citadin, élevé comme dans une serre-chaude, à l'abri des intempéries de l'atmosphère ; — « la femme heureuse, parce que la fortune ne lui a pas permis, enfant, de folâtrer en plein air, et ne lui permet pas, devenue jeune personne, de se servir de ses pieds, innocents petits pieds qui endurent le supplice des corps et des nodus, dans une prison de satin (Dr Munaret) ; » et cette autre femme si langoureuse au sein des délices de Sybaris, qui trouve encore trop rudes l'édredon et la soie, comme Anne d'Autriche, mère de Louis XIV, sont tous sujets aux maux de nerfs...

Mais si ces affections se multiplient à l'infini au sein d'une civilisation qui commence, elles s'amendent et diminuent sous l'influence d'une civilisation plus avancée. Ainsi, les névroses de toute espèce étaient plus communes chez les Parisiennes sous le règne de Louis XV que de nos jours ; en les rendant meilleures mères et meilleures épouses, l'heureuse réforme de notre état social leur a ôté leurs maux de nerfs : c'est ainsi que les sociétés trouvent, dans leur perfectionnement même, un remède assuré aux maux qu'elles commencent par créer.

II.

Lorsque l'on considère les influences qui agissent sans cesse sur la classe riche, on conçoit parfaitement la nature des maladies qui peuvent survenir dans le grand monde,— là où l'opulence et le luxe procurent toutes les douceurs d'une vie molle et commode, et créent ces jouissances énervantes qui ruinent infailliblement la santé ;

Là où les veilles prolongées, les bals, la lecture des romans, la fréquentation des spectacles, dans lesquels l'amour est présenté sous ces formes attrayantes qui font naître la curiosité et les désirs, n'excitent que trop les passions ;

Là où les progrès d'un luxe énervant, une vie inactive et sédentaire, la dissipation, les plaisirs, une agitation continuelle par les tourments de l'ambition, augmentent la susceptibilité nerveuse ;

Là où les passions se multiplient par la grande complication des intérêts sociaux, et où les secousses internes qu'ils occasionent sont d'autant plus profondes qu'on s'efforce davantage de les déguiser ;

Là enfin, où sous ce vernis d'élégance et de délicatesse, ce langage cérémonieux, ces mœurs polies par lesquelles on cherche tant à plaire, ces dehors flatteurs qui séduisent, l'on se plie à toutes les circonstances, et l'on se déguise sous tant de masques.

C'est parmi les riches, au sein des plaisirs et des voluptés, que l'imagination prend l'empreinte de toutes les images frivoles, avec lesquelles elle use ensuite les ressorts de l'âme et du corps ; la langueur et la satiété en sont les suites funestes, avec les *maux de nerfs* de toutes sortes.

L'on est blasé à la fleur de l'âge, parce que l'on s'est livré de trop bonne heure et avec excès à tous les plaisirs d'un certain grand monde.

C'est là que vous rencontrez ces hommes énervés de jouissances, vieillis, affaiblis par les excès, et qui ont abusé des facultés et des plaisirs dont la nature les avait mis en possession; de ces dandys dont le type est devenu si vulgaire dans le grand monde, pâles héritiers des Lovelace et des don Juan, « ces hommes, comme l'a dit un romancier, aux mains blêmes sous leurs gants jaunes, au sang appauvri dans leurs veines, à force de voluptés et de débauches; qui passent une moitié de leur vie à dormir et l'autre à ne rien faire; qui galoppent l'été sur des chevaux pur-sang, s'éreintent aux bals masqués, passent des nuits à combiner quelque savante séduction et de laborieuses matinées à l'exécuter, et veillent avec une intrépidité égale auprès d'une table de jeu ou auprès de leurs maîtresses...» Vaincus par les caresses de tant de plaisirs qui les entourent, ils languissent bientôt dans une existence efféminée. Le dégoût et l'impuissance des moyens prennent la place des penchants naturels, amènent chez eux la satiété, et provoquent le déréglement de leur imagination. Les excitations les plus dépravées, les brutalités les plus énervantes de l'amour, les excès de table les plus dégradants, deviennent alors pour eux une nécessité... tout leur bonheur est dans la vie matérielle, dans les jouissances sensuelles, dans le culte de la chair, qui corrompt et pervertit les plus nobles facultés. Leur table est surchargée de mets recherchés, de vins enivrants; un habile cuisinier invente mille raffinements nouveaux, afin d'aiguiser un appétit éteint par les indigestions, et réveiller un goût blasé par tant d'apprêts et d'assaisonnements divers... Mais accablés d'infirmités, la nature les punit de bonne heure de leur infraction à ses lois et à la raison...

Il y en a d'autres qui donnent dans un sens opposé. A force de précautions, de soins raffinés, ils ont acquis une telle susceptibilité organique, qu'un rien les fatigue, les incommode... Que font-ils?... Alors ils redoublent de soins, de sollicitudes; ils ont recours à toutes les ressources du luxe, ils passent leur vie à veiller sur leur santé, à maintenir pour ainsi dire autour d'eux un cordon sanitaire pour arrêter les causes extérieures, en neutraliser l'effet... Ils sont véritablement martyrs des aisances, des commodités de la vie, car il y a d'horribles misères vêtues de soie... Les organes trop peu exercés devenus nécessairement faibles, irritables, sont hors d'état de résister à l'action incessante des agents extérieurs... En proie à une crainte qui affaiblit le moral et par conséquent le physique, et qui augmente encore l'aptitude à la maladie, leurs forces cessent d'être en rapport avec les impressions qui agissent sur le corps, le pénètrent et l'agitent dans tous les sens.

Enfin, un assez grand nombre, après avoir joui et abusé de tout, n'ayant plus de désirs à former, plus d'espérance à réaliser, plus de sensations à percevoir, plus de passions à satisfaire, et pour qui la vie est devenue un triste et pénible fardeau, tombent dans le *spleen*, cet espèce de consomption qui résulte de l'ennui, de la satiété de la vie.

III.

Ici, ce sont des femmes vives livrées à toutes les excitations du grand monde, à toutes les irritations qui naissent du désir, du besoin de la société. Elevées dans la mollesse, habituées aux émotions voluptueuses, elles sont toujours à la recherche des sensations agréables et de tout ce qui exagère la sensibilité...

C'est à la légèreté de leur éducation, à la préférence accordée aux arts sur les occupations sérieuses, à la lecture des romans, à la fréquentation prématurée des théâtres et du grand monde, qu'elles doivent cet excès de sensibilité... L'impressionnabilité de ces femmes est si grande, qu'un bruit un peu violent, la chute d'une porcelaine, la moindre vicissitude atmosphérique, donnent du mal-être. « La vue seule d'un bon dîner me fait malade, écrit Mme de Soulanges à Mme de Sévigné. » — « Le vent des personnes qui passent à côté de moi dans l'hiver, disait la duchesse ***, suffit pour m'enrhumer. » (Réveillé Parise).

C'est encore la constitution nerveuse des femmes, quelle que soit leur position sociale, qui rend leur caractère si mobile, leur imagination si vive, leur volonté si absolue, mais changeante ; qui fait qu'elles s'abandonnent plutôt aux sentiments du cœur qu'à la raison froide et sévère....

Ce sont des femmes nerveuses, impressionnables, qui ont figuré dans toutes les scènes où l'imagination et le système nerveux jouent le principal rôle ; ce sont elles que Mesmer appelait de préférence auprès de ses baquets mystérieux, et qu'il invoquait à l'appui de ses guérisons miraculeuses, qui ont fait tant de dupes ; ce sont encore elles qui ressentent ces extases, ces ravissements ascétiques, ces illuminations de l'amour divin, capables de détacher toutes choses de la terre, de rendre le corps insensible aux coups, aux blessures, en le plongeant dans la catalepsie, dans un spasme universel, dans une exaltation mentale pendant laquelle on se croit uni à la divinité... Toutes les histoires du fanatisme, des convulsionnaires, des enthousiastes, du magnétisme, du somnambulisme, présentent toujours, dit le docteur Virey, des femmes en première ligne. Leur imagination vive en impose tellement à leurs sens, qu'elles voient, sentent, entendent réellement ce qui n'est pas... C'est leur constitution nerveuse, enfin, qui leur donne cette extrême irritabilité de tous les organes ; ces déterminations précipitées, mais peu constantes ; cette imagination ardente, mais mobile ; ces volontés absolues, mais changeantes ; cette sensibilité exquise, cette mobilité de caractère, ces sensations vives, multipliées, qui font de leur existence un concours rapide d'émotions tristes et gaies, d'amour et de haine, qui les rend extrêmes dans leurs affections et leurs penchants.

IV.

La jeune fille, comme sa mère, est souvent atteinte d'affections nerveuses, qui, chez elle, présentent le plus ordinairement les formes de l'hystérie et de la catalepsie... Alors elle pleure ou rit sans sujet; elle a des migraines, des bizarreries extravagantes dans les idées; une boule remonte et resserre la gorge; elle a de la difficulté à respirer; elle perd connaissance, le corps devient froid, on la croirait morte.

Quelquefois elle devient roide, se tortille le corps, se frappe et se déchire la poitrine, au milieu de souffrances atroces... « Pauvres jeunes filles, dont le cœur recèle une de ces douleurs qui prophétisent un germe de mort; douleurs innominées qui ne viennent pas du corps, mais des nerfs; douleurs que vous ni moi ne pouvons calmer, et qui firent dire à Shakespeare : « Vous voyez cette rose brillante : un ver rongeur la dévore; elle ne s'épanouit que pour mourir. » (Docteur Munaret).

C'est pour la jeune fille surtout qu'il faut craindre les émotions tendres qui résultent des rapports entre les deux sexes, la fréquentation des spectacles, où l'amour occupe presque toujours la scène...

Ils ne sont plus, sans doute, ces temps de la chevalerie et des cours d'amour, où les femmes dispensaient la gloire, devenaient les arbitres de la courtoisie et de la prouesse des paladins; ils ne sont plus ces temps où les Galois et les Galoises, sorte de confrérie dans le moyen-âge, comme nous l'apprend le docteur Virey, qui faisaient vœu de souffrir et l'ardeur des étés et le froid de l'hiver, et tous les tourments, s'il le fallait, pour une personne adorée... Et cependant l'*amour*, tel qu'il existe encore de nos jours, tel que le ressent la jeune fille pure et innocente de la classe riche, tel que le ressent surtout la femme du monde, peut être considéré comme une cause puissante de maladies nerveuses...

L'amour fait plus de victimes chez les femmes, car elles sont plus expansives, plus tendres que l'homme : la mollesse de leur constitution, la délicatesse de leur système nerveux, leur genre d'éducation ouvrent perpétuellement leur âme à la compassion, aux sentiments affectueux...

Pourquoi cette jeune fille est-elle mélancolique, pâle et souffrante ?... quelle douleur secrète flétrit la fleur de ses dix-huit ans ?... quel mal caché la dévore et la tue ?... Son cœur recèle-t-il une de ces douleurs qui prophétisent un germe de mort ?...

L'examen le plus attentif ne peut rien apprendre sur la cause de la souffrance qui mine cette jeune personne ; aucune lésion organique ne semble justifier son dépérissement... Le mal est une de ces influences qui tarissent la vie à sa source même...

La jeune fille souffre, maigrit, pâlit et s'affaiblit de jour en jour... Quand on l'interroge avec le regard, elle semble avoir peur, et elle s'éloigne... Ce n'est pas là le sentiment d'un malade ordinaire...

On ne trouve rien dans les symptômes qui peut motiver cette pâleur, cette tristesse ; rien enfin qui peut occasioner cet abattement presque continuel et cette langueur douloureuse...

Le médecin de la famille interroge sa main brûlante et cherche à deviner, dans son pouls et sur la coloration de la langue, l'énigme de sa mélancolie. Mais le mot lui échappe, et il ne voit que ténèbres dans les profondeurs de ce mystère.

Cette jeune personne, en proie aujourd'hui à des *maux de nerfs*, elle était naguère vive et légère ; cette jeune fille qui respirait la santé et la vie avec tant d'insouciance, elle est aujourd'hui languissante et décolorée ; elle est rêveuse ; elle cherche le silence de la solitude ; elle soupire, et des larmes involontaires roulent dans ses yeux... Elle nourrit en son âme un sentiment qu'elle ne connaît pas, qu'elle se déguise, qu'elle craint de s'avouer ; elle semble haïr ce qu'elle aime, et vouloir aimer ce qu'elle hait ; elle a des caprices, des inégalités ; voyez-là calme, puis agitée, tour à tour rougir et pâlir ; elle brûle, elle est glacée... L'*amour !* le cœur est si naïf lorsqu'on est jeune !... on aime alors avec tant d'ardeur et de bonne foi !... on croit si facilement !...

V.

Les femmes qui font de la nuit le jour, et qui s'ensevelissent dans de moëlleux canapés et dans des boudoirs où pénètre à peine une demi-clarté, celles-là tombent dans l'étiolement; les *vapeurs* les tourmentent; elles digèrent mal et sont portées à la volupté ; et cela, parce que l'inaction à laquelle elles se condamnent fait tomber les muscles dans le relâchement, et donne au système nerveux une prépondérance excessive...

Voyez cette jeune femme triste, languissante, au teint plombé, à la démarche lente et pénible ; elle est devenue indifférente à tout ce qu'elle éprouve ; pour elle, la marche est un exercice pénible, et l'inaction est le seul état dans lequel elle semble se complaire... Voyez ces joues décolorées, ces lèvres pâles et flétries, ces yeux éteints ; cette pauvre fleur s'étiole et se fane dans la serre-chaude des salons, des concerts et des spectacles... Victime de funestes préjugés, elle se moque des santés vigoureuses des paysannes, des teints frais comme l'air pur qui les environne...

Si vous ne voulez plus rester faibles, pâles, toujours languissantes ; si vous voulez que votre peau se colore, que vos chairs deviennent plus fermes, votre caractère moins impressionnable, vos nerfs plus calmes, suivez le conseil de votre médecin, qui vous dit de vous promener à la campagne, au soleil; là, vous retrouverez, sous un ciel pur et chaud, la force, la vie et la santé : ne croyez pas que le soleil ne soit fait que pour des paysans et des paysannes noirs, halés... Quand vous sortez dans les beaux jours d'été, ne craignez pas qu'un rayon du soleil vienne faner l'éclat et la blancheur de votre teint; le soleil fortifie les organes, développe la vie organique, y attire les forces, relève le pouls et la chaleur du corps; le soleil a une heureuse influence sur les personnes épuisées, grêles, pâles; les vieillards cacochymes; les femmes affaiblies, nerveuses; les grands seigneurs usés de veilles, de soucis ou de débauches.... Mais en rentrant chez vous, ne vous replongez pas dans la mollesse et l'inaction; ne restez pas dans les appartements où les idées de nonchalance, de volupté, de plaisir, s'associent si bien; où de doubles rideaux ne laissant passer qu'un jour adouci, teint de rose et de bleu céleste, défend le libre accès de l'air pur et de la lumière vive et bienfaisante du soleil; où des vases élégants, remplis des fleurs les plus belles et les plus odorantes, et les cassolettes dans lesquelles brûlent les plus énivrants parfums de l'Orient, donnent à tout votre être une si grande impressionnabilité nerveuse.

Un médecin de Genève passa, dans le siècle dernier, pour faire des cures presque miraculeuses en exigeant des petites maîtresses qu'elles se livrassent à des exercices musculaires... C'était là le traitement de ce médecin qui, à la cour d'un de nos derniers rois, où les *vapeurs* étaient devenues très-communes, se contentait d'ordonner à toutes les dames du palais de faire elles-mêmes leur lit, de frotter leur chambre et de se promener à pied... Oui, tout le secret de Tronchin consistait à exercer jusqu'à la fatigue des femmes habituellement oisives, en soutenant leurs forces par une nourriture simple, saine et abondante....

Il savait, cet habile médecin, que ces constitutions si frêles, si sensibles à toutes les impressions comme à toutes les maladies, sont le résultat nécessaire de cette éducation molle, délicieuse au physique, mais toujours agacée, toujours tourmentée au moral;

Il savait que le moyen d'éloigner les excès vicieux de la sensibilité était d'exercer le corps;

Il savait, enfin, que le remède pour guérir les vapeurs, les migraines, les nerfs agacés des femmes élevées dans la mollesse, et passant leur temps entre la vie sédentaire et voluptueuse des boudoirs, des spectacles et des bals, était le grand *air* et l'*exercice*.... L'exercice, qui raffermit le ton des fibres, qui répartit également dans l'économie la chaleur et les forces vitales, qui entretient un heureux équilibre parmi les fonctions, qui accroît l'activité du système musculaire et diminue l'extrême susceptibilité de l'appareil nerveux... Il eut le talent de se faire écouter, et de guérir...

Aujourd'hui, les femmes du monde croient avoir fait beaucoup d'exercice, lorsqu'en quittant leur appartement, où elles ont été étalées mollement sur les coussins d'un divan, et occupées à un léger travail de doigts, ou bien à des lectures frivoles et romanesques, elles se sont promenées dans des voitures bien suspendues.... Mais ce n'est pas vouloir se bien porter que de ne sortir qu'en voiture; cet exercice n'en est pas un pour les personnes en santé; à peine peut-il suffire au convalescent.... Promenez-vous à la campagne, à pied; cultivez un parterre, voyagez dans les montagnes, où l'air est si pur, et les maux qui vous tourmentent aujourd'hui, et que vous ne devez qu'à une vie énervante, à l'abus des jouissances de toute espèce, se dissiperont...

Faites comme une belle actrice d'un des premiers théâtres de Paris, dont parlent les docteurs Pinel et Bricheteau.... Elle éprouvait depuis longtemps des spasmes, un défaut d'appétit, une sombre mélancolie : le désir de plaire, le goût du chant, et jusqu'à l'amour-propre de la scène, étaient devenus pour elle des objets d'indifférence et de dégoût. La prima-dona quitte la capitale, le théâtre et les adorateurs; elle va aux *eaux* en Provence, se livre à un exercice de tous les jours, et revient, au bout de plusieurs mois, parfaitement guérie, recueillir, avec un nouveau plaisir, les applaudissements que lui conciliaient sa voix mélodieuse et l'heureuse expression de sa physionomie.

VI.

Naturellement passionnées, beaucoup de femmes du grand monde, au lieu d'arrêter ou de modérer leurs penchants, recherchent, au contraire, tout ce qui peut les éveiller; il y en a même qui, sous le prétexte de charmer l'ennui d'une vie sédentaire et oisive, se livrent avec fureur à la passion du jeu, et passent ainsi leur temps entre l'espoir de gagner et la crainte de perdre, toujours ballottées par les succès et les revers de la fortune... « Autour de cette table encombrée d'or, disait une dame encore jeune, intrépide joueuse de bouillotte, les désirs s'allument, l'attente se confond, les poitrines palpitent de crainte, de colère ou de joie. Mêlez votre enjeu à ces enjeux qu'entasse une ambitieuse prodigalité; fatiguez, poursuivez la fortune : elle a pour tous d'heureux retours, des revers imprévus. »

Lorsque les maisons de jeu furent supprimées, c'est elle qui s'écria : « Et la passion du jeu, comment la supprimerez-vous?... Cette ardeur, continuait-elle, n'est pas de ces flammes qu'une loi puisse éteindre... elle bravera tout pour se satisfaire... »

Enfin, les *bals*, où les femmes sont vêtues de la manière la plus légère, amènent souvent à leur suite des affections mortelles... La chaleur mal répartie des salles, contrastant avec le froid glacial des corridors, est, pour les jeunes filles surtout, la source de maladies graves...

Le carbone que fournit la combustion d'un grand nombre de bougies, la vapeur non moins nuisible qu'aspirent tant de personnes, l'étouffante chaleur au sein de laquelle on est plongé, cette atmosphère lourde, riche de tout, excepté d'oxigène, et qui tient les danseurs dans une sorte de veille galvanique ; ce malaise, cette distraction toxique où tout le monde se débat comme sous le poids d'un puissant narcotique; toutes ces causes rendent, il faut le dire, ces réunions aussi funestes que possible... 4 ou 500 personnes ont trouvé le moyen de pénétrer là où un cubage métrique ne donnerait pas de place pour cent... Quelle chaleur ! quelle viciation de l'atmosphère ! Les lampes fument et s'éteignent faute d'oxigène; les bougies folâtrent et s'épanchent en petits fleuves de stéarine ; les glaces vous arrivent sous la forme de petits lacs sucrés.... On trouve tout cela charmant ! les femmes surtout !...

Oui, « aujourd'hui un bal dans le grand monde, comme l'ont dit avant nous les docteurs Guépin et Bonamy, dans leur livre : *Nantes au XIXe siècle*, est une véritable cohue, où l'on sue à la peine, où l'on respire un air vicié, et d'où l'on sort pâle, étiolé et la poitrine oppressée..... et le lendemain, si la température est froide, on trouve aux jointures des fenêtres des glaçons affreusement sales : la vapeur qui, en se condensant, a formé ces glacons, était, la veille, l'atmosphère où respiraient les trois cents invités. Chacun a pompé sa part de cet air impur. »

Des censeurs austères, qui ne peuvent concevoir la pratique de la vertu alliée à des plaisirs honnêtes, condamnent encore la danse, en lui reprochant d'éveiller les passions... Quelque ridicule que puisse paraître la danse à l'homme sérieux, le médecin est loin de la condamner; car c'est un exercice salutaire, c'est un excellent remède pour concourir utilement à la guérison de plusieurs affections, et qui doit faire partie de l'éducation physique de la jeunesse, à cette époque de la vie où se mouvoir est un besoin, où dépenser ses forces est un moyen d'en acquérir de plus considérables... La danse, enfin, est un amusement qui convient aux femmes, dont la constitution, ordinairement molle, a besoin d'être stimulée par un exercice qui rompe cette inaction où nos usages condamnent un grand nombre d'elles...

Ce que le médecin hygiéniste condamne, c'est la gêne que les femmes donnent à leurs corps dans des vêtements trop serrés; c'est l'imprudence de tant de personnes qui prennent si peu de précautions lorsqu'elles sortent des soirées; c'est leur fréquence, et la fatigue qu'elles y éprouvent.

Ce que le médecin condamne encore, ce sont les glaces que l'on sert dans les bals, quelquefois même avec une prodigalité étonnante.... Ces raffraîchissements sont nuisibles, puisque c'est dans le moment où le corps est en transpiration, excité par une danse plus ou moins active, qu'on les prend avec le plus de plaisir.... Des vins, un punch léger, n'offrent pas les mêmes dangers, et doivent être choisis de préférence, lorsqu'une légère moiteur commence à se faire sentir....

Si le charme de la musique, l'excitation cérébrale qui en est la suite, s'opposent à ce que les femmes même qui sont les plus délicates ressentent immédiatement les effets de la fatigue des bals, ils en est un très-grand nombre qui paient plus tard bien chèrement le plaisir que les fêtes trop souvent répétées ont pu leur procurer.... Et puis, cette habitude qu'entraînent les bals, de faire de la nuit le jour et du jour la nuit, est infiniment nuisible à la santé.... La nuit, qui doit être le moment du repos, elles sont dans un état extrême d'irritation, elles agissent et exercent leur sensibilité.... Au retour du soleil, qui dispose tous les êtres au mouvement et à la vie, elles sont obligées de se livrer au repos pour réparer, si à contre-temps, une complexion délicate épuisée par ces veilles et ces fatiguantes jouissances !... Examinez-les !... chez elles, l'aspect de la jeunesse a disparu de bonne heure, pour faire place aux rides de la vieillesse ; leur teint est pâle et décoloré ; leur corps a perdu sa souplesse ; la nutrition est imparfaite ; les organes souffrent, et bientôt des indispositions plus ou moins dangereuses viennent aggraver le mal et augmenter les souffrances...

Et cependant les bals sont bien attrayants, je l'avoue. Pour les jeunes filles, quel bonheur ! quelle ivresse !.... Ici, la foule brillante et joyeuse, les doux propos, les doux regards ; les parures rayonnantes de diamants ; les étoffes précieuses ; tout ce que l'art a fait pour l'opulence ; l'éclat des flambeaux ; le parfum des fleurs ; la musique, voix humaine du plaisir, qui entraîne, qui enivre et qui redouble, pour exciter à la danse, les harmonieux transports de ses mélodies....

Mais quand on sait l'influence des bals sur la constitution, sur la santé, sur la maladie ; lorsque, pour la connaître, le médecin a longtemps étudié, il se sent le front et le cœur traversés par les pensées les plus amères, par la plus douloureuse prescience de l'avenir !... En contemplant ces femmes qui passent maintenant devant lui, éclatantes de beauté, d'or et de pierreries ; ces élégants jeunes hommes, dont l'importante fatuité annonce la suprématie du rang ou celle de la richesse... oui, en contemplant cette foule animée, ces danseuses, sylphides légères, belles de parures, de grâces et de jeunesse, il se dit : Le plaisir auquel se livrent avec tant d'ardeur ces jeunes filles sera peut-être pour elles une cause de mort....

Oui, tremblez ; la mort, cette impitoyable qui passe tous les seuils, celui du pauvre comme celui du riche, la mort est à la porte !... elle attend la plus belle d'entre vous.... la plus fraîche... la plus brillante... la plus riche d'éspérances aujourd'hui... et demain, languissante, fanée, tombée sur le sol, entr'ouvert pour dévorer ses débris !...

DES VÊTEMENTS.

De l'Habillement des Anciens et des Modernes. — Des Cols. — De la Chaussure. — Des Corps Balcinés ; leur influence sur la santé des femmes.

Je devrais, en commençant ce chapitre, me livrer à des considérations sur le costume des anciens comparé à celui des modernes ;

Faire des réflexions sur la nature des étoffes qui font partie de nos vêtements ;

Parler de la texture et de la couleur des matières qui entrent dans leur composition ;

Déterminer les circonstances d'âge et de sexe qui doivent les modifier ;

Examiner le mode d'action des tissus de laine, de toile et de coton sur la peau, et conséquemment sur les organes.

Je devrais aussi, en mentionnant la nature des diverses substances qui forment les vêtements, faire un tableau plus ou moins brillant des arts industriels dans leurs rapports avec les étoffes employées pour vêtements chez les anciens et les modernes ; faire une appréciation de l'espèce de révolution économique qu'à produite l'introduction du coton dans l'habillement de toutes les classes, depuis surtout que l'emploi de la vapeur, comme force motrice, a permis de donner les étoffes fabriquées avec ce produit à des prix qui les rendent accessibles aux moins aisés.

Je devrais encore dire quelques mots sur les lois des douanes, sur les droits que paient les premières matières à leur entrée en France...

Tous ces sujets, par les rapports que l'hygiène a avec l'économie politique et commerciale, seraient désignés ici. Nous ne nous y arrêterons pas cependant; il nous suffira d'indiquer ces points de contact, pour remplir le but que nous nous sommes proposé.

Je devrais également entrer dans des considérations sur l'importance qu'il y a pour la santé de porter toujours des vêtements relatifs à la saison; dire qu'un habillement assez chaud pour l'été ne le sera pas pour l'hiver; qu'il faut apporter les plus grandes précautions dans les changements des habits de saison, et qu'il ne faut ni quitter ceux d'hiver trop tôt, ni prendre ceux d'été trop tard;

Faire connaître que l'usage de vêtements trop légers favorise l'action des causes qui produisent les affections catharrales et rhumatismales; que des habillements chauds déterminent indirectement un effet à peu près semblable, en augmentant la susceptibilité de l'individu.

Je devrais encore faire un tableau exact de la manière actuelle de se vêtir;

Signaler les défauts et les avantages des modes, et entrer dans des détails sur les différentes espèces de *cravates;*

Sur l'emploi des *bretelles;*

Sur l'heureuse innovation qui a substitué le *pantalon* large à l'étroite *culotte* de nos pères, qui, nouée au-dessous du genou, causait souvent des varices ou des ulcères aux jambes...

Mais à quoi nous servirait-il d'entrer dans de tels détails?... puisque les déclarations de tant de médecins contre les nudités de la poitrine et des bras, ainsi que les sermons des prédicateurs contre la scandaleuse immodestie des vêtements, n'ont point fait allonger ceux-ci d'un doigt, tandis que le pouvoir magique de la *mode* a mille fois renouvelé, comme d'un souffle, les habillements des femmes, nous nous abstiendrons donc de discuter inutilement et lourdement sur leur toilette... D'ailleurs, les réflexions auxquelles je me livrerais sont généralement connues, et il n'est personne aujourd'hui qui ne sache reconnaître les inconvénients que présente pour la santé telle et telle forme que la mode fait entrer de force dans l'habillement des femmes.

Toutefois, relativement à la forme des vêtements en général, si l'on peut faire observer, en considérant ceux qui couvraient les Grecs et les Romains, qu'ils avaient réfléchi sur les dangers de comprimer les membres ainsi que les organes renfermés dans les différentes parties du corps, on ne pourrait en dire autant des diverses pièces qui composent notre habillement; car les *corsets* des femmes, ces cages étroites qui forcent peu à peu la poitrine à prendre une forme toute différente que celle qui lui est naturelle; nos *cols*, nos *cravates*, nos *jarretières*, le *collet*, le *poignet* des chemises fixés par des boutons; tant de ligatures, tant d'entraves, semblent n'avoir été imaginées qu'en dépit de la nature et pour contrarier le bon sens.

I.

Si l'on a beaucoup critiqué la coupe étriquée de nos habits, sans avoir réfléchi que l'instabilité atmosphérique de nos climats exclut les draperies flottantes du costume antique et l'ampleur majestueuse du vêtement oriental; si les raisons qui ont été émises, par quelques enthousiastes de l'habillement des anciens, sur les désavantages qu'offre la forme moderne de nos vêtements, sont exagérées, l'hygiène peut à bon droit faire entendre sa voix pour certaines parties de notre costume.

Les *cols*, par exemple, surtout ceux qui ont une feuille de carton ou de métal pour base, sont nuisibles, par la compression qu'ils exercent sur le cou et sur les troncs considérables des vaisseaux sanguins qui se trouvent en cet endroit...

J'ai connu au collége de Vendôme un jeune homme qui, pour se *donner du teint*, avait contracté la mauvaise habitude de serrer fortement sa cravate... Un jour, c'était celui de la distribution des prix, il la serra tellement qu'il détermina une congestion sanguine au cerveau. Une saignée, faite à l'instant, fit heureusement disparaître les symptômes.

Autrefois, des colonels étreignaient le cou de leurs soldats avec des *cols* cartonnés, afin d'animer leur prestance. Percy assure que cette pratique absurde avait pour résultat des ulcérations, des callosités, l'enrouement et l'évasion de la machoire inférieure... Il était rare, dit-il, que, dans une manœuvre d'une certaine durée, on n'eût pas à secourir des soldats dont tout le mal provenait du *col* trop serré...

Ce *col*, le même pour tous les cous, soit qu'ils fussent longs ou qu'ils fussent courts, les tenait raides, presque immobiles, et à peine capables d'obéir au commandement de *tête à droite*, de *tête à gauche!* il ne permettait ni de baisser, ni de lever la tête ; ses bords appuyaient, en bas, sur la partie supérieure de la poitrine, et en haut, sur la base de la mâchoire inférieure ; ils y produisaient souvent ou des excoriations, ou des abcès....

Les jeunes gens à qui on mettait un pareil *col*, pour la première fois, étaient sujets aux éblouissements, aux engorgements glanduleux, à l'enrouement, etc., aussi dans les corps paternellement administrés, comme était le régiment de Berry (cavalerie), où Percy a été longtemps chirurgien-major, les y accoutumait-on doucement, et même, sur le rapport de l'homme de l'art, on leur accordait la permission d'en diminuer sur la largeur, selon les proportions du cou.

C'était surtout en route, nous apprend encore Percy, et pendant les manœuvres de l'été, que l'incommodité des cols à carton se faisait sentir. Le soldat en perdait quelquefois haleine ; sa face était couverte de veines saillantes et tortueuses, ses yeux étincelaient ou paraissaient pleins de sang ; il était chancelant et comme hors de lui-même ; et, souvent, on avait l'injustice et la dureté de le punir comme s'il se fût enivré, quoique l'infortuné fût la plupart du temps encore à jeûn.

Ne blâmons point l'usage de la cravate résistante des militaires, lorsqu'elle ne serre pas trop le cou, puisqu'elle leur a quelquefois sauvé la vie, en parant un coup de sabre ou en arrêtant la marche meurtrière d'une balle, comme le rapporte encore Percy, au sujet du général Lasalle ; un pareil service mérite bien qu'on attache quelque prix à ce vêtement.

Parlerai-je de la mauvaise habitude de quelques personnes de se faire chausser trop juste, dans le but de paraître avoir un petit pied ?... Tout le monde connaît les inconvénients qui en résultent : les doigts, ne pouvant s'étendre, sont écrasés et difformes ; des cors, des durillons surviennent, les ongles rentrent dans les chairs, les pieds sont douloureux, et quelquefois les jambes enflent.

Autrefois, il faut le dire à l'avantage de notre époque, cette mauvaise coutume était plus commune. Alors, on voyait tous les jours des petites maîtresses, bien ridicules et bien folles, persuadées qu'un pied devait à peine être aperçu, se priver, pour cette raison, de marcher et de faire de l'exercice, comme si la nature avait eu tort de ne pas placer l'équilibre humain sur un pavois imperceptible.

Quoique nous n'ayons pas à signaler ce ridicule, nous voyons encore aujourd'hui des migraines cruelles et tout le cortége des vapeurs assaillir les femmes qui, appartenant à cette classe de la société où l'opulence les éloigne des occupations habituelles de leur sexe, sacrifient à toutes les frivolités de la mode, et s'astreignent, par un déplorable amour-propre, à en suivre les mouvements les plus funestes...... La petitesse du pied est pour elles un des avantages physiques auxquels elles songent le plus. Des souliers de satin dont la semelle égale quelquefois un quart de ligne d'épaisseur, des bas de gaze, telle est la chaussure, non-seulement du bal, mais encore de la maison.

Il en résulte un refroidissement continu que la coquetterie seule, où, si l'on veut, l'usage fait supporter en dépit de son opportunité.... Appelés pour calmer les maux de tête et autres accidents qu'éprouvent ces femmes, les médecins obtiennent, dans ces cas, plus communs qu'on ne le pense en général, un plein succès, lorsqu'ils parviennent, par leurs conseils et leurs instances, à faire adopter des souliers et surtout des bas plus épais. Du reste, par une heureuse invention, les dames peuvent désormais, sans nuire à la délicatesse de leurs pieds ni à la finesse de leurs jambes, protéger davantage ces parties. L'art est arrivé à fabriquer des bas de cachemire dont la ténuité est extrême, et qui n'en sont pas moins très chauds.

II.

Si l'usage des corsets baleinés n'est plus aussi fréquent qu'il l'était il y a soixante ans; si, aujourd'hui, les femmes ne mettent plus leur corps dans des corsets d'acier; si nous n'en voyons plus qui portent la coquetterie jusqu'à se serrer la poitrine dans des lacs pendant la nuit, le *corset*, tel que le portent encore bien des femmes, laisse beaucoup à désirer sous le rapport hygiénique. Nos mères ont beaucoup fait sans doute en abandonnant ces cuirasses antiques qui ne permettaient pas la plus légère flexion du corps; mais la réforme n'a pas été poussée assez loin, puisque les corsets d'aujourd'hui offrent des inconvénients assez graves.

Depuis longtemps, les médecins se sont élevés contre la manière absurde de former la taille en voulant lui fixer des proportions géométriques ; mais cette taille que vous voulez donner à votre fille n'est pas dans la nature, et il est difficile de comprendre, pour celui qui connaît l'intérieur du corps, comment les organes de la respiration peuvent se développer dans l'espèce d'étau qui étreint la fine taille de quelques dames...

Suivant Hallé, voici comment s'introduisit la funeste coutume de se serrer la taille : « Les femmes attachant leur jupe au-dessus de leurs hanches, ont dû la tenir un peu serrée pour l'empêcher de s'échapper et de tomber. Le froid les a contraintes d'en mettre plusieurs, et les hanches ont paru grossies, tant par le nombre des jupes que par l'épaisseur que leurs plis rassemblés vers la ceinture leur a donné nécessairement en cet endroit ; le contraste de cette épaisseur avec l'effet du juste, s'appliquant au corps jusqu'à la ceinture, a donné l'idée des avantages et des prétendus agréments d'une taille fine et élancée. Ces avantages devenant plus remarquables par l'opposition des hanches extraordinairement renflées, les femmes ont cherché à outrer ces contrastes pour faire valoir leur taille ; elles n'ont pas seulement ridiculement surchargé et enflé leurs hanches, elles ont contraint et serré, outre mesure, la partie du corps qui les joint ; de là les corps de toutes les espèces, c'est-à-dire ces moules étroits dans lesquels on s'est efforcé de modeler la poitrine et le ventre en comprimant les os du thorax et leur faisant prendre, au lieu de leur forme naturelle évasée par en bas, celle d'une cône renversé. De là la compression des organes et mille maux. »

Il y a des mères qui croient que l'usage du corset donne aux enfants une stature droite, qui devient plus stable pour les âges plus avancés ; mais elles se trompent ; car, en agissant ainsi, elles donnent lieu souvent au défaut qu'elles veulent éviter...

Combien de tumeurs aussi ne reconnaissent-elles pour cause que l'usage du *corset !*

Cet effet, plus fréquent qu'on ne le pense, est, cependant, un des moindres inconvénients du corset, dont l'usage, il faut le dire jusqu'à satiété, exerce sur la santé de la femme une influence dangereuse.... Dans ce cas, la santé est en opposition directe avec la *mode,* et c'est celle-ci, comme toujours, qui l'emporte. Elle ordonne aux femmes d'étreindre leur taille délicate dans l'étau d'un corset, et on obéit; elle ordonne de serrer la poitrine d'une jeune fille à peine nubile entre des baleines et des lames de fer, et cela s'exécute; et personne ne s'y oppose!... Le médecin lui-même se trouve, dans sa famille, vaincu par la mode, lorsque sa fille lui répond *qu'elle veut être habillée comme tout le monde.*

— Ne criez pas contre les corsets, disait un jour une jeune femme à son médecin....

— Cependant, madame...

— Tout ce que je peux vous accorder, c'est qu'un corset mal fait est toujours fort désavantageux sous tous les rapports.

— Continuez, madame, dit le médecin.

— Oui, docteur, reprit-elle, de tout ce qui est nécessaire à la toilette d'une femme, je ne crois pas que rien soit plus indispensable qu'un corset bien fait... La robe la plus parfaite, le fichu le plus grâcieux sont soumis au corset... C'est à sa forme que tient la grâce de toute la personne; la tournure, les mouvements, la démarche dépendent de l'aisance que le corset lui laisse... car, remarquez-le bien, ce n'est pas une parfaite exactitude qu'il faut principalement rechercher, c'est l'exactitude précise... Beaucoup d'ouvrières parviennent à une rectitude qui ne laisse rien à désirer...

Le corset de madame *** ne fait pas un pli, il serre la taille, c'est une perfection sans défaut; mais ce corset, docteur, ressemble à une cuirasse... mais la malheureuse femme qui s'y trouve emprisonnée ne pourrait jouer au volant ou monter à cheval... mais elle le subit comme un instrument de torture... Voyez-là marcher ou danser, sa taille est raide et sans grâce, ses mouvements sont rudes et saccadés... Celle qui a fait son corset l'a habillée correctement, voilà tout...

— Vous avouez donc, fit observer le médecin, qu'un corset mal fait peut nuire à la santé ?

— Ah ! cela vous regarde, docteur, répondit la dame.

Je prends bonne note de cette déclaration, et je continue mes observations sur les corsets.

Ce qu'il y a de singulier, c'est que la plupart des femmes n'ignorent pas les inconvénients du corset, qu'elles supportent courageusement ; elles sentent instinctivement qu'il y a là une action contre nature éminemment nuisible ; en voici la preuve :

Lorsqu'une d'elles, par une cause quelconque, se trouve mal dans une assemblée, un cri général s'élève aussitôt : *délacez-là !* On s'élance, on coupe le fatal lacet, la machine comprimante s'entr'ouvre, l'air se précipite dans la poitrine, la victime respire et la vie renaît, ce qui n'empêche pas la nouvelle échappée de recommencer le lendemain, tant le démon de la mode est inexorable et puissant.

Cet autre exemple va encore le prouver :

L'Empereur Joseph II, frappé du grand nombre de femmes bossues qu'il voyait à sa cour, et sachant que les corps baleinés et fortement serrés étaient en partie cause de ces difformités, rendit un décret pour abolir l'usage dans les maisons d'orphelins, dans les couvents et dans les institutions de son empire... Mais les sages vues de cet empereur ne furent pas remplies ; le despotisme de la mode prévalut sur ses édits.

C'est Catherine de Médicis qui introduisit, dit-on, en France, la mode d'étreindre la poitrine et les reins, à l'aide d'un corps de baleine, que l'on nomma plus tard corps de fer.

Riolan, son premier médecin, et doyen de la Faculté de Paris, parle des inconvénients qui résultaient du *corset* pour les personnes du sexe en France, et particulièrement pour les filles nobles..... « Elles avaient, dit-il, l'épaule droite plus élevée et plus grosse que la gauche, de sorte qu'on en trouvait à peine dix sur cent qui eussent la taille droite, parce que les mères avaient coutume de serrer étroitement le corps de leurs filles pour le rendre menu. »

Ambroise Paré, chirurgien de Charles IX, a signalé aussi les effets désastreux des corps serrés.

Il raconte la mort d'une dame de la cour, tombée dans le marasme à la suite de vomissements répétés des aliments, dûs à la pression de l'estomac par un corps à baleines appuyant tellement sur les fausses côtes, qu'il les trouva, à l'ouverture du cadavre, « chevauchant les unes par dessus les autres. »

Il ajoute que : « par trop serrer et comprimer les vertè-» bres du dos, on les jette hors de leur place, ce qui fait » que les filles sont bossues et grandement émaciées par » faute d'aliment, ce qu'on voit souvent. »..... Revenant ailleurs sur ce sujet, il répète que : « plusieurs filles sont » bossues et contrefaites pour avoir en leur jeunesse par » trop serré le corps, » prétendant que « de mille filles » villageoises, on n'en trouve pas une bossue, à raison » qu'elles n'ont eu le corps estreint ni trop serré. » (Bouvier.)

Lorsque les parents s'aperçoivent que leur enfant a une épaule ou une hanche plus haute l'une que l'autre, c'est à la couturière qu'on s'adresse tout d'abord pour masquer la difformité. L'ouvrière trouve facilement la manière de cacher ce défaut.... On a donc trouvé le moyen de rendre les jeunes filles droites lorsqu'elles sont habillées ?..... Oui ; mais la déviation n'en fait que plus de progrès, par les liens et la torture à laquelle elles ont été assujéties pendant toute la journée.

Voyez, au contraire, la jeune fille qui s'est développée sans gêne et librement ; tous ses muscles, exercés à balancer son corps et à en maintenir l'équilibre, prennent de bonne heure le volume qui leur est nécessaire, et l'habitude d'une action qui les fortifie.

Quoi qu'on en puisse dire, le *corset* devient avec l'âge une habitude puissante, au point qu'il semble aux femmes impossible de s'en passer ; elles souffrent même quand elles ne le portent pas. Cela se conçoit : le corps a été modifié par son usage imposé dans la jeunesse, d'une manière nuisible, il est vrai, mais telle cependant que le rétablissement de l'état naturel, devenu en grande partie impossible, n'est jamais exempt de douleur... *Je ne puis quitter mon corset,* disait un jour une dame, *car il me maintient, et sans lui je ne me trouve pas à mon aise... Les corsets, d'ailleurs, sont un mal nécessaire; sans eux, on ne pourrait s'habiller...* Toutes mes raisons vinrent se briser contre ces paroles.

Je me consolai en pensant à Jean-Jacques Rousseau, dont toute l'éloquence échoua, quoiqu'il ne cessât de dire que *l'aisance des vêtements contribuait à laisser aux Grecques ces belles formes qu'on admire dans leurs statues.* Si cette raison ne fut pas goûtée de ses jolies contemporaines, que pourrait-on espérer aujourd'hui ?

Comme tous les médecins qui ont traité ce sujet, je rappellerai cependant aux dames qui usent de toutes les ressources de la mécanique pour soutenir ce que la nature ne soutient plus, que la constriction de la poitrine par les corsets a surtout des inconvénients graves à une époque où les poumons, surchargés de sang, ont besoin de pouvoir se dilater, et que la compression de la *gorge* peut favoriser le développement de la maladie qui s'y développe quelquefois à l'âge critique, le *cancer*.

Les corsets élastiques, fermes et légers, sans baleines, bretelles ou busc, n'ont pas toutes les conséquences fâcheuses que nous avons mentionnées. Ils doivent suffire à la femme qui entend la raison et comprend ses intérêts. Malheur à celle qui poussera l'extravagance jusqu'à coucher avec ce vêtement ; telle était la funeste habitude d'Esther Moses, qui fut la première victime du choléra à Kœnitz (Prusse orientale). Cette jolie personne, qui n'avait pas seize ans, dormait avec son corset, qu'elle mouillait soir et matin, afin qu'il s'appliquât mieux !

LES EAUX MINÉRALES
ET LES BAINS DE MER.

Bonnes. — Gréoulx. — Loèche. — Schinznach. — Enghien. — Aigues-Caudes. — Saint-Sauveur. — Aix (en Savoie). — Cauterets. — Bagnères-de-Luchon. — Barège.
Vichy. — Carlsbad. — Mont-Dore. — Néris. — Seltz.
Balaruc. — Bagnères-de-Bigorre. — Bourbonne-les-Bains. — Plombières.
Baden. — Aix-la-Chapelle. — Wisbaden. — Ems. — Hombourg.
Passy. — Cransac. — Spa. — Dinan. — La Barberie. — L'Ebaupin. — Pyrmont. — Forges.
Dieppe. — Trouville. — Le Havre. — La Rochelle. — Saint-Malo. — Boulogne. — Pornic. — La Bernerie. — La Plaine. — Préfailles. — Le Croisic.

Bientôt, supposons-le, nous serons au temps de l'été....

Les archéologues, les artistes, peintres, dessinateurs, depuis les plus humbles amateurs jusqu'aux géants de l'histoire, se hâteront de quitter les villes.... Ils les traiteront avec mépris, ils leur reprocheront leurs pavés de feu et leurs murailles brûlées, leurs rues ardentes, leurs quais et leurs places sans fraîcheur, leur verdure flétrie, leur fleuve desséché, et toutes les tristesses de la saison torride.

Aux uns, on indiquera vers quelles régions ils devront tourner leurs regards ; on leur dira où sont les sites les plus majestueux et les plus imposants, les paysages les plus frais et les plus suaves, les aspects qui étonnent..... A d'autres, on fera connaître les monuments qu'ils doivent contempler et étudier, les vestiges et les ruines qu'ils doivent visiter....

On verra aussi un grand nombre de personnes partir, s'élancer dans toutes les directions pour gagner ces piscines miraculeuses, où l'on espère trouver de la santé, de la force, de la jeunesse, du contentement, du repos, d'agréables émotions.... La goutte et le rhumatisme du monde sensuel se tourneront vers les joyeuses retraites où les convient la mode et la santé ; vers ces montagnes privilégiées dont les sommets déserts sont incessamment battus par la tempête, et où se trouvent de délicieux abris dans lesquels règne, tout le long de l'année, la plus tiède température ; où se présentent toutes les jouissances du ciel le plus favorisé, et où se rencontrent souvent, au sein d'une végétation luxuriante, les fleurs et les fruits des contrées intertropicales et tous leurs enivrants arômes.

Chose remarquable, c'est la nature elle-même qui, guidée par la main de l'homme, fait les principaux frais de ces créations inespérées ; c'est la chaleur excédante des entrailles de la terre remontée de leurs profondeurs à la surface avec les torrents d'eaux-thermales de toutes parts fumantes, chaleur qui, abandonnée à elle-même, allait s'exhaler en pure perte dans l'espace ; c'est cette chaleur interne qui, distribuée par une circulation habilement conduite dans l'épaisseur des parois d'une suite de constructions d'appartements variés, vient, par une douce expansion, corriger et fondre les glaces de la surface du lieu, et nous verser ainsi à souhait les chaudes effluves des étés au sein des hivers.... et ces eaux, loin de perdre ainsi quelque chose de leur vertu, ne font qu'y gagner, car, pendant les longs détours de cette pérégrination latente, leur température, qui souvent dépasse 60 degrés, ne fait que se débarrasser d'un excès de chaleur inutile ou nuisible, et, arrivées au terme de leur course, elles se trouvent ainsi au degré convenable pour leur emploi...

Ce ne seront pas seulement les malades qui courront sur les grandes routes après la santé, — les millionnaires qui courront après le plaisir, — les amoureux qui courront après celle qui ne les aime pas ; ce seront encore de jeunes et jolies femmes qui quitteront les villes, parce qu'elles n'y trouveront plus un public pour les regarder.... Toutes les perles et les fleurs des salons, comme dirait un poète, quitteront la ville ; elles borderont les chemins, elles émailleront les endroits qui servent de rendez-vous, l'été, à la société européenne.

Quelques-unes donneront pour prétexte le mauvais état de leur santé, et la femme du monde, — fatiguée de la clarté des lustres et des bougies qui, pendant un hiver si agité et si rempli de plaisirs, d'ambition et d'inquiétudes, ont illuminé les tables, les salons et les théâtres, — éprise d'un vif amour pour le soleil, fera sa cour à son médecin pour qu'il lui ordonne, devant son mari, les bains de mer, les eaux, l'air des montagnes, les senteurs balsamiques, une alimentation végétale et l'hygiène des champs...... Fleur pâle, étiolée, languissante, elle a besoin de la vie des champs, de la vie des *eaux,* pour se ranimer... elle éprouve la nécessité de changer de lieu, d'atmosphère, d'habitudes.... Lassée des plaisirs étiquetés, de la gêne des salons, elle a besoin d'air, de soleil, de liberté, de mouvement, d'expansion physique et morale : s'y opposer, c'est compromettre sa santé...

Et nous aussi, nous lui dirons : Oui, prenez l'une des routes qui mènent aux *thermes*, placés en Europe — ici dans une gorge de montagne, — là sur le bord d'un beau fleuve comme le Rhin, — ailleurs juchés sur le versant des plus gracieux coteaux du monde; ces eaux minérales où chaque année l'espoir de la santé attire un grand nombre de malades, « ces lieux charmants où le plaisir, dit Ramond, a ses autels à côté de ceux d'Esculape, et veut être de moitié dans ses miracles. »

Là, vous trouverez des hypocondriaques qui viennent y chercher la gaîté et le sentiment du bien-être ;

De voluptueux viveurs épuisés par les excès ;

Des vieillards débilités par le régime des villes ;

De grands seigneurs usés de veilles, de soucis ou de débauches ;

Des gens de lettres, qui viennent s'y dérober aux dangers de la vie sédentaire, à la monotonie du cabinet, fournir à leurs pensées d'autres sujets de méditations, exciter leur sensibilité par des images et des scènes nouvelles pour eux ;

Des femmes délicates et irritables, élevées dans la mollesse, habituées aux vives émotions, aux sensations agréables, et à tout ce qui exagère la sensibilité ;

Des rachitiques, des scrofuleux, des lymphatiques, qui viennent y chercher la force et la vie ;

Des jeunes gens courbés sous le souffle ardent des passions, et de pâles et tendres jeunes filles, qui viennent demander aux eaux leurs joues rosées et leurs lèvres de corail, leur enjouement et l'étincelle de leurs regards ;

Des femmes nerveuses, comme vous, chlorotiques ou épuisées par la vie et les plaisirs des salons ;

Vous y trouverez, enfin, des gens que le désœuvrement, l'ennui, l'inquiétude et un vague désir de changement, portent partout où il y a du monde.

Sous un ciel favorable, dans la plus belle saison de l'année, vous serez traitée, guérie ou soulagée, par le triple concours de l'air, des lieux et des eaux...

I.

C'est *Bonnes*, aux sources sulfureuses, petit village à sept lieues de Pau.

Ces eaux thermales sont très-anciennes ; elles acquirent une grande célébrité par les bons effets qu'elles produisirent sur les soldats Béarnais blessés à la bataille de Pavie, et qui y avaient été conduits par Jean d'Albret, grand-père de Henri IV... On leur donna, à cette époque, le nom d'*arquebusades*.

Gréoulx, village de la Provence, aimé du ciel, et où jadis on a élevé des temples à la santé... Eden mystérieux, oasis inconnu, qui fait partie de cette Gaule narbonnaise que les Romains aimaient tant, et qui fut leur première conquête.

Loèche et *Schinznach*, en Suisse, dont les bains sulfureux sont recommandés pour combattre les douleurs rhumatismales, les engorgements articulaires, etc.

A ces eaux, on a l'agrément inappréciable, pour quelques-uns, de se baigner en compagnie de vingt à trente personnes, hommes et femmes, sans que la décence, dit-on, ait rien à regretter dans ces arrangements.... On joue, on chante, on lit, on mange dans l'eau ; et, durant ce qu'on nomme la haute baignée, on reste plongé dans le bain jusqu'à six et huit heures par jour.

Enghien, aux portes de Paris, dont les eaux n'étaient autrefois qu'un ruisseau puant qu'on avait même proposé de tarir pour l'assainissement du pays, et qui, grâce à un bon curé, le P. Cotte, fixèrent l'attention de l'abbé Nollet, et par suite celle de l'Académie des sciences;

Enghien, transformé, embelli, revêtu d'une merveilleuse parure, et qui annonçait, l'été dernier, son splendide casino, des bals élégants et de charmants concerts ; des maisons hollandaises au bord de l'eau, des kiosques turcs, des châlets suisses et des villas italiennes ; une flottille de gondoles vénitiennes pour promener les baigneurs sur le lac ; des courses de chevaux et de magnifiques chasses à courre, etc.

Aigues-Caudes, à deux lieues de *Bonnes*.... C'étaient les eaux à la mode à la cour de Henri IV, lorsqu'il était roi de Navarre.

Saint-Sauveur, dans le département des Hautes-Pyrénées, lieu heureusement situé et qui offre un séjour agréable.

Aix, en Savoie, dont les eaux sulfureuses ont été préconisées contre les engorgements chroniques des organes, les maladies de la peau et les rhumatismes.... La construction des bains remonte jusqu'au temps des Romains.

Aix offre aux voyageurs des sites variés et pittoresques, des promenades agréables, un air pur et tempéré, et toute espèce de ressources pour ceux qui veulent se distraire...

Cauterets et *Bagnères-de-Luchon*, lieux mondains et délicieux, où se rendent de préférence les curieux et les demi-malades : les malades véritables sont pour *Barège*, cette petite ville à deux cents lieues de Paris, fréquentée aussi, comme les autres eaux sulfureuses, pour les maladies de la peau, les scrofules, les anciens ulcères et les vieux rhumatismes ; Barège, célèbre par Marguerite, reine de Navarre et sœur de François Ier ; par Henri IV, par le bon Montaigne, qui en faisait ses délices, et par le séjour qu'y fit Mme de Maintenon avec le duc du Maine.

Pour avoir des détails sur Barège, je vous renvoie au livre du docteur Isidore Bourdon, sur les eaux minérales... Vous y verrez qu'avant Louis XIV il n'y avait là, pour habitation, que des cabanes ; pour clientelle, que des montagnards gazouillant le joli patois de Henri IV ; pour restaurateurs, que des marchands d'ail et d'olives ; d'hommes du monde et de citadins élégants, pas un... Mais, à quelque temps de là le jeune duc du Maine devint souffrant, et donna des inquiétudes à la cour. Ce prince avait le tempérament si familier aux rejetons de grande famille : il était lymphatique, un peu faible, un peu scrofuleux (mot horrible, qu'on se gardait bien de prononcer); il avait l'esprit vif et précoce, la tête trop volumineuse, les jointures gonflées, et, par dessus tout cela, un commencement de pied bot!... Un pied bot! à un fils de Louis XIV! — Mon dieu, oui! vous répond le docteur Isidore Bourdon. Vous jugez si cela jurait parmi ces superbes vanités en talons rouges, au milieu de ce concours perpétuel de galanterie, de louanges outrées, de fêtes et d'amour! Cela scandalisait, cela blessait; c'étaient des pourparlers, des consultations, des commérages à n'en plus finir. — Que dit Fagon? Fagon, premier médecin du roi, excellent courtisan, et néanmoins ami dévoué de Mme de Maintenon, qui alors se trouvait encore en sous-ordre et sans puissance. Fagon ne disait rien; seulement il essayait de lire dans les yeux de Mme de Maintenon sa pensée secrète et ses désirs... Enfin, un voyage fut décidé, un voyage bien loin de Versailles, un voyage aux eaux de Barège.

Deux mois passés à Barège redonnèrent au jeune prince plus de force, plus de santé; mais le pied bot n'était point guéri... MM. Delpech et Duval n'avaient point encore inventé leurs ingénieuses machines....

Voilà, dans le livre du docteur Isidore Bourdon, l'origine première de la grande réputation de Barége; Barége qui, depuis lors, reçoit chaque année la visite des grands malades et de quelques infirmes abandonnés, qu'on désespérerait de guérir ailleurs.

II.

C'est *Vichy*, aux eaux gazeuses alcalines.

Elles s'adressent à une foule de malades, à des catégories d'affections variées et très répandues.

A peu près uniques dans le monde, on y accourt des divers points de l'Europe... La clientèle de Vichy se recrute dans les hautes classes de la société; car les engorgements des viscères et du foie, la pierre et la goutte sont souvent les produits d'une vie oisive, d'un régime confortable et d'une alimentation trop succulente.

Carlsbad, en Bohême ;

Mont-Dore, village de l'Auvergne;

Néris, dans le département de l'Allier, à une lieue de Montluçon. Il y a à Néris des bains de tous les degrés, des douches de tous les volumes, des bains de vapeur et des piscines où l'on transpire comme au temps de Mme de Sévigné.

Selz, village dans le duché de Nassau, célèbre par ses eaux gazeuses, dont il se fait un grand débit dans toute l'Europe.

III.

C'est *Balaruc*, à quatre lieues de Montpellier, aux eaux salines thermales... Ses bains jouissent d'une certaine réputation pour le traitement du rhumatisme chronique, de la sciatique, des plaies d'armes à feu, des tumeurs blanches; surtout pour les paralysies et les tremblements nerveux.

Bagnères-de-Bigorre, dans le département des Hautes-Pyrénées.

Bourbonne-les-Bains, petite ville de la Haute-Marne, dont les eaux sont renommées, depuis un temps immémorial, contre la paralysie.

Plombières, dans les Vosges, au milieu des montagnes.

Il est peu de sources d'eaux minérales qui aient autant été vantées contre la stérilité que celles de Plombières. C'est probablement ce qui avait engagé Corvisart à y envoyer l'impératrice Joséphine; mais que pouvaient les eaux de Plombières et toutes les autres eaux minérales dans un cas comme celui de l'impératrice Joséphine, chez laquelle l'âge était un obstacle insurmontable à l'accomplissement de son désir d'avoir un enfant de Napoléon.

IV.

C'est *Baden*, petite ville près du Rhin, aux eaux complexes...

L'eau thermale coule dans une grotte mystérieuse que la pieuse sollicitude du grand-duc Charles-Frédéric a entourée d'un musée des antiques, riche de plusieurs fragments romains; la voûte est en marbre de Carare... Les buveurs y sont rares; on a construit pour eux, en face de la source, une porte d'ordre Ionique, et qui sert d'arène au mouvement hygiénique recommandé après la boisson.

Les sources de Baden sont au nombre de seize : elles jaillissent toutes de la montagne; leur température varie.

Pour les malades, on a dit de ces eaux que « c'était déjà être guéri que d'avoir la pensée d'y aller. »

Pour la classe opulente, c'est un séjour de délices : les arts, la société, et tout ce qui fait le charme de nos relations, s'y trouvent réunis.

Aix-la-Chapelle, situé à douze lieues de Cologne. Ses eaux thermales ont, depuis des siècles, une grande réputation pour les anciennes douleurs rhumatismales.

Wisbaden, près Mayence, dont les eaux datent déjà d'un temps fort éloigné de nous, puisque les Romains en faisaient usage dès l'époque où ces maîtres de la terre courbaient sous leur joug les peuplades germaniques.

Ems, à quelques lieues de Coblentz, dans la riante et pittoresque vallée de Nassau; Ems qui attire aussi tous les ans une société nombreuse, et dont les eaux jouissent d'une grande vogue pour le traitement des maladies chroniques et contre la stérilité.

Cette dernière source, appelée *bubenquelle* (source de garçons), est une douche thermale naturelle dont l'action provoque une sorte d'excitation.... Il faut croire qu'il s'y passait des choses assez extraordinaires, puisque le docteur Heydelfer s'est élevé, il y a quelques années, contre les abus qui en résultaient parfois, et qu'il a demandé que l'on supprimât ou du moins surveillât sévèrement l'administration de ces douches.

Hombourg, près de Francfort-sur-Mein, dont les eaux minérales jaillissent à deux cents mètres au-dessus du niveau de la mer.

Elles sont stimulantes, toniques, résolutives et purgatives... On les emploie dans tous les cas où il s'agit de modifier les fonctions perverties de l'estomac, en portant une stimulation particulière sur cet organe.

Ces eaux sont aussi préconisées dans les engorgements du foie et de la rate; contre la goutte et la gravelle.

Hombourg, comme d'autres localités qui ont le bonheur d'attirer la foule, chacun a pu le lire dans les journaux, n'est pas restée stationnaire depuis que ses eaux minérales ont de la réputation... Une nouvelle ville s'est créée à côté de l'ancienne, et de nouveaux hôtels et des maisons particulières y offrent aux étrangers tout le comfort et tout le luxe des établissements de bains les plus renommés...

On y voit un magnifique casino, qui contient une belle salle de concerts, des salons pour les jeux de trente et quarante et de roulette, un cabinet de lecture où se trouvent la plupart des journaux européens, une salle de café, un divan donnant sur une belle terrasse en asphalte, et une superbe salle à manger, avec table d'hôte servie à la française, à une heure et à cinq heures.

L'excellent orchestre du théâtre de Mayence se fait entendre trois fois par jour : le matin, aux sources; l'après-midi, dans les jardins du Casino; et le soir, dans la grande salle de bal.

Comme à beaucoup d'autres *eaux*, les concerts, les bals et les fêtes de toute espèce s'y succèdent sans interruption.

Les journaux annonçaient, l'an dernier, que les administrateurs avaient affermé vingt mille hectares de forêts et de plaines, où le gros et le petit gibier se trouvent en abondance, ainsi qu'un parc de réserve pour les grandes chasses de l'arrière saison et de l'hiver.

Avec tous les plaisirs qu'elles offrent à ses visiteurs, comment les eaux de Hombourg n'attireraient-elles pas la nombreuse et opulente société qui s'y rend de toutes les parties de l'Europe?... Tout le monde le sait, dans la population des *eaux*, les malades sont en minorité; ils ne jouent que le second rôle. Un grand nombre, d'ailleurs, veulent guérir ou s'amuser, ou plutôt guérir en s'amusant, ce qui est le comble de l'art... Et puis, aux *eaux*, là où se rendent tous ceux qui éprouvent le besoin d'émotions, de plaisir et de santé, le besoin de distraction semble être, pour beaucoup, plus impérieux que celui de la santé, parce que l'âme, le cœur et l'esprit ont leur langueur, qu'il est quelquefois aussi urgent de combattre et de guérir que de rendre au corps le bien-être et la force.

V.

C'est *Passy*, à la porte de Paris, aux eaux ferrugineuses.

Elles sont connues depuis un grand nombre d'années, et sont fournies par cinq sources, dont trois, situées à mi-côte, sont désignées sous le nom d'*eaux nouvelles*, et deux placées au dessous de la chaussée, portent celui d'*anciennes eaux*.

Cransac, dans le département de l'Aveyron;

Spa, petite ville située dans un pays montueux, qui fait partie de la forêt des Ardennes.

La position de Spa est au pied d'une montagne très escarpée, qui l'abrite au Nord... Ses eaux qui sont toniques, comme toutes les eaux ferrugineuses, jouissent depuis lontemps d'une grande réputation ; aussi l'affluence des malades et du beau monde y est-elle considérable.

Dinan, jolie ville du département des Côtes-du-Nord, et dont les eaux ferrugineuses attirent aussi, chaque année, une brillante société.

La source, qu'on appelle la *Coninaie*, est située à 2 kilomètres de la ville, entre deux collines, dans un vallon profond, où la nature, autant que l'art, s'est plu à embellir ces lieux.

La *Barberie*, située à 3 kilomètres de Nantes, sur la route de Rennes ;

Ebeaupin, à pareille distance de Nantes, sur le bord de la Sèvre ;

Pyrmont, en Westphalie, à la caverne vaporeuse qui contient assez d'acide carbonique pour éteindre les bougies et les torches, et pour frapper d'asphyxie les hommes et les animaux ; Pyrmont, plus célèbre encore par ses eaux minérales ferrugineuses, qui sortent de la terre avec un bruit extraordinaire et un bouillonnement d'acide carbonique.

Forges-les-Eaux, en Normandie, appelée aussi la *Fontaine de Jouvence.*

C'eût été un trop long voyage que celui que je me serais proposé de faire en explorant toutes les *eaux* de France, dont je n'ai signalé qu'un très-petit nombre, puisqu'on compte plus de mille localités d'où jaillissent des sources minérales...

Beaucoup probablement n'ont qu'une réputation peu fondée, et d'autres, qui mériteraient d'appeler l'attention des médecins et la confiance des malades, sont vouées au délaissement et à l'oubli... Enfin, là comme ailleurs, il existe des réputations usurpées, une vogue de caprice, de mode ou de patronage, et souvent d'injustes dédains et d'inexplicables vicissitudes. Telle *eau* très-renommée attire la foule, moins par ses vertus que par ses promenades, ses riches aspects, la splendeur, la coquetterie ou l'ancienneté de ses édifices. Combien il y en a qui pourraient dire : « O ! mes belles vallées, ô ! mes vues délicieuses, que je vous remercie ! » On ne visite même certaines sources, ainsi que certaines personnes, qu'en raison de la société qu'elles réunissent...

Quoi qu'il en soit, la vogue est plus que jamais pour les *eaux*, et c'est justice... Là, l'exercice est plus grand et plus soutenu que celui que l'on fait dans sa ville ; là, des objets, toujours nouveaux, fixent l'attention des malades et leur donnent des idées gaies et agréables.

Tout y concourt. C'est d'abord le voyage pour s'y rendre;

L'abandon momentané des affaires et de tout ce qui peut mettre en jeu une sensibilité trop active ;

La nécessité de rompre d'anciennes habitudes pour en contracter de nouvelles ;

Les petites passions qui naissent de ces occasions ;

La liberté dont on jouit ;

La variété du pays ;

L'espoir de la guérison ;

La diversité des aliments ;

L'air nouveau qu'on respire ;

La régularité dans l'emploi méthodique du temps, dans les heures du repas, le lever, le coucher, souvent même dans les plaisirs, les divertissements ;

Le changement de sensations habituelles ;

Les liaisons passagères ;

La dissipation, la gaieté, qui président à ces rassemblements ;

Le monde nouveau au milieu d'une foule mouvante, inoccupée, exempte de soins, affranchie d'affaires, libre de devoirs, où chacun ne songe qu'à son rétablissement, et travaille, sans s'en douter, au rétablissement des autres.

VI.

Rendons-nous maintenant aux bains de mer, moyen puissant sur le pâle habitant de l'intérieur : sur un grand nombre de jeunes filles dont la santé est détériorée et affaiblie par cela seul qu'elles habitent constamment les grandes villes;

Sur des femmes pâles et éminemment nerveuses qui vivent sédentaires au fond d'un appartement ;

Sur celles qui sont en proie à des migraines et à des gastralgies, provenant d'un état de laxum du système nerveux ;

Sur celles qui sont sujettes aux bronchites dans la mauvaise saison, et qui accusent en même temps des signes de faiblesse générale plus ou moins marquées ;

Sur la jeune fille lymphatique, faible et débile ;

Sur les enfants qui arrivent des cités populeuses et humides, où ils languissent victimes, le plus ordinairement, d'une vie trop sédentaire et trop studieuse.

Nous sommes sur la plage.... Des tentes, dans lesquelles on se déshabille, forment comme un camp sur la grève..... Le malade, revêtu d'un costume en flanelle, monte dans une petite voiture fermée, qui le conduit à la mer.

Ici, c'est un baigneur qu'un guide porte dans la mer, l'y plonge la tête la première, et lui fait parcourir un certain espace entre deux eaux.

Plus loin, c'est une baigneuse qui fait la planche et que le guide immerse, à plusieurs reprises, par une pression exercée sur ses épaules.

Là un domestique présente une autre baigneuse à la lame, aux flots qui se jettent sur elle et passent au-dessus de sa tête.

Quelques-unes sont étendues sur la plage et reçoivent le choc réitéré de la vague qui vient battre la grève.

Plusieurs se livrent à la natation, qui remplace pour les baigneurs capables, tous les manéges de l'industrie des bains.... C'est le mode le plus avantageux pour se baigner, car l'activité et la multiplicité des mouvements que nécessite la natation sont infiniment propres à augmenter la vigueur de tous les organes.... Qu'on habitue les enfants à cet exercice, dont un des plus grands avantages est de nous familiariser avec un élément qui compromet souvent notre existence.

Comme les eaux minérales, on peut diviser les *bains de mer* en deux catégories : les grands bains qui réunissent la haute société, et les petits bains qui sont fréquentés par les médiocres fortunes.

Pour les grands bains, c'est le *Havre et Trouville ;* c'est *Dieppe* avec ses jolies baigneuses, ses rues étroites, sa vieille église ; Dieppe, où l'élite du monde parisien fait tous les ans d'élégants pélérinages ; Dieppe, dont le nom a eu tant d'éclat par le caprice d'une jeune princesse alors heureuse et presque populaire.

A *Dieppe,* le luxe parisien, le comfort anglais, le goût artistique ;

A *La Rochelle,* la simplicité provinciale et le goût le plus bourgeois.

A *Dieppe,* on trouve les grands noms aristocratiques et littéraires ;

A *La Rochelle*, les riches de la finance et les petites fortunes de la province.

Si nous pouvons nous dispenser de parler de tous les établissements de bains de mer qui existent en France, habitant la ville de Nantes, nous nous faisons un devoir d'entrer dans quelques détails sur ceux de la Loire-Inférieure... Cette tâche nous sera d'autant plus facile que nous prendrons souvent pour guide le *Conducteur de l'étranger aux bains de mer* du département.

C'est d'abord *Pornic*, située à 50 kilomètres de Nantes, dans la baie de Bourgneuf, charmant petit port, rebâti presqu'entièrement après le sac auquel le livra Charrette en 1793... La foule des baigneurs qui s'y portent dans la belle saison, a surtout aidé à sa réédification. Tout en effet contribue à faire de cette ville un rendez-vous pour *les bains de mer :* on y a le choix où de se livrer hardiment à la mer sur sa belle plage, ou de se retirer paisiblement dans les petites grottes naturelles des rochers de la côte... Là, point de flots, point de vents, et surtout point de regards indiscrets.

De beaux établissements sont consacrés aux bains ; on y trouve toutes les commodités de la vie élégante et tous ses plaisirs.

L'air de Pornic est d'une grande pureté, et les maisons sont d'une propreté remarquable. Les habitants, pour la plupart, les abandonnent aux étrangers pour la saison des bains : tout s'y trouve... Le prix, par mois, d'une chambre, varie de 30 à 50 fr. ; un appartement complet, à plusieurs lits, coûte environ 150 à 200 fr.

Une véritable promenade pittoresque conduit de Pornic à la *source minérale ferrugineuse*, située sur le bord de la mer, à un kilomètre de la ville.

Ses eaux sont efficaces dans les cas où les préparations de fer sont conseillées.

Les excursions à pied, à cheval, et même à âne, ne sont pas les seules distractions des baigneurs de Pornic ; on y loue de jolies embarcations pour faire des promenades en mer...

Pornic n'est pas le seul point où l'on prenne les bains.

Le docteur Richelot écrivait, en septembre 1851, dans l'*Union Médicale:*

« La *Bernerie* est un joli village, encore trop peu connu des baigneurs, bâti sur les falaises qui bordent l'Océan, dans la baie de Bourgneuf, vis-à-vis l'île pittoresque de Noirmoutier, à 48 kilomètres de Nantes, nous avons presque dit : de Paris, depuis que le chemin de fer de Nantes a fait disparaître la distance qui sépare cette ville de la capitale...

» La vie est moins chère à la *Bernerie* qu'à Pornic, et aux grandes réunions près, les avantages du séjour sont les mêmes, c'est-à-dire qu'on y va prendre des bains de mer, quand on veut réparer sa santé dans le calme du repos, au sein d'un air pur et vivifiant.

» N'oublions point de dire que la *Bernerie* possède aussi une source ferrugineuse très-remarquable, dont les eaux ont été étudiées avec soin par deux chimistes distingués de Nantes, MM. Adolphe Bobierre et Moride...

Enfin, pour fixer davantage l'attention sur la *Bernerie*, nous dirons encore avec le docteur G. Richelot, que la *Bernerie* est déjà aimée pour son excellente population si honnête et si sociable, pour ses soles d'une fraîcheur et d'un goût si parfaits, pour ses huîtres si pleines de saveur, pour ses crevettes délicieuses, et pour ses marées qui montent majestueusement en glissant avec lenteur sur sa plage unie. »

Le village du *Porteau*, au fond d'une petite anse, réunit aussi des baigneurs.

La *Plaine* et *Préfailles* en sont également le rendez-vous...

La *source ferrugineuse* dite de Préfailles est située au bord de la mer, dans la commune de la Plaine et presque en regard du village de Kirouars..... Un escalier pratiqué dans le rocher permet de descendre à cette source, et un plateau où l'on a construit un pavillon, domine l'escalier. (A. Bobierre et Moride).

Saint-Michel-Chef-Chef, à huit kilomètres de Pornic, a aussi une *source ferrugineuse* et une belle plage qui contribueraient à la fortune du pays, si des abris plus nombreux y étaient établis...

Enfin le *Croisic*, cette petite ville maritime, partage avec Pornic, qui est sur l'autre rive, l'avantage de réunir, dans la saison des bains, une société nombreuse et choisie; des établissements récemment formés dans la ville ne laissent rien à désirer pour que l'on y retrouve le comfort et même les plaisirs des grandes villes...

On a dit : ce qui constitue le bain de mer, c'est de se plonger dans la mer, d'être roulé par les flots, couvert par la lame; et tous ces avantages, on les trouve aussi bien lorsqu'on est conduit par un pauvre pêcheur, qui peut vous secourir au besoin, que lorsqu'on monte dans la petite voiture musquée des bains du Havre ou de Dieppe.

Sans nul doute; mais une plage nue, une grève déserte, il faut en convenir, n'attireraient pas beaucoup de baigneurs; et si aux *Eaux* le luxe et le confortable qu'on y trouve, contribuent puissamment à faire venir des visiteurs, aux *bains de mer*, de beaux édifices, de petites voitures couvertes pour conduire les baigneurs à la mer, des guides pour les présenter à la lame et de brillantes réunions pour les distraire, sont des accessoires absolument nécessaires pour faire prospérer ces établissements.... Tout le monde, d'ailleurs, y trouve son profit : ceux qui viennent se baigner, les localités pour lesquelles la réunion de riches visiteurs est une source de fortune, et l'*hygiène*, enfin, qui voit l'usage d'un de ses plus puissants modificateurs se généraliser dans la classe de la société où son emploi est le plus nécessaire.

DES CLIMATS ET DES SAISONS.

Les populations portent partout l'empreinte ineffaçable du climat. — Les saisons, comme les climats, ont une action sur la nature et la gravité des maladies. — Influence du climat chaud sur la marche de la phthisie pulmonaire. — L'acclimatement dans les pays chauds. — Colonisation de l'Algérie. — Le grand froid au Saint-Bernard. — Retraite de Moscou. — Du baptême au point de vue de la santé publique.

I.

L'homme est essentiellement soumis à l'influence de tout ce qui l'environne ; son organisation reçoit des modifications importantes qui sont liées à la nature des climats, des saisons et des lieux qu'il habite... C'est en vain qu'il voudrait se soustraire à l'empire de ces causes physiques ; il est forcé d'y céder, de vivre avec elles ; partout, il porte l'empreinte ineffaçable du climat.

Dans les forêts, dans les plaines, sur les rivages de la mer, sur le sommet des montagnes, dans la profondeur des vallées, les hommes ont des caractères physiques et moraux en rapport avec les climats, et ils présentent aussi, dans les maladies qui les atteignent, des modifications relatives aux lieux où ils ont fixé leur séjour.

Si leur constitution, leurs mœurs ne sont point partout

les mêmes, c'est en grande partie dans la différence de ces divers modificateurs qui agissent sur eux qu'il faut en chercher la cause... Quelle différence, en effet, ne remarque-t-on pas entre l'habitant des pays chauds et celui qui vit dans les régions septentrionales; entre l'habitant des montagnes, qui respire un air pur et sain, et celui qui a fixé son séjour dans les vallées profondes où il absorbe continuellement un air chargé d'humidité...

Personne ne confondra le flegmatique Batave, la molle Flamande, au milieu de leurs brumes et de leurs humides marécages, avec l'ardent Provençal ou les vives Languedociennes, dansant au son du galoubet et du tambourin. Il semble, dit Virey, que ce soit du lait ou de la bière fade qui croupissent dans les veines de ces lourds septentrionaux, tandis qu'une flamme électrique paraît circuler et pétiller dans les yeux, dans tous les sens du Méridional animé des rayons vivifiants du soleil.

II.

Si du climat dépendent les différences des peuples; si l'homme lui doit en partie sa taille, sa vigueur, la couleur de sa peau et de ses cheveux, la durée de sa vie, sa précocité plus ou moins grande; ses mœurs, sa législation, son gouvernement, comment, d'après cela, croire à la possibilité d'une législation universelle?... « C'est une belle chimère, dit Reydelet, qui a pu germer dans la tête de quelques amis de l'humanité, mais qui ne tenaient pas compte des causes physiques qui en rendaient l'exécution impossible. »

On ne saurait non plus contester l'influence du climat sur les passions, les goûts, les mœurs... Dans les pays chauds, la puberté est plus précoce; les passions sont plus développées, plus impétueuses, la sensibilité générale plus épanouie, plus exaltée que chez les Moscovites, les Tartares; l'amour, la vengeance, le fanatisme y ont des fureurs; il y a plus de fous, d'hommes à imagination extravagante, de goûts bizarres, de lascivité, que partout ailleurs. . . Il est constaté, d'après les rapports officiels du ministre de la justice en France, que les départements méridionaux présentent plus de crimes et de violences contre les personnes que les départements du Nord... Cette vérité est encore plus manifeste en Italie, en Espagne, et d'autres contrées du Midi, comparées a celles du Nord.

III.

L'hygiéniste ne considère pas seulement l'influence du climat sur le développement physique et moral des populations; il envisage aussi celle qu'il a sur le développement des maladies.

Chaque contrée a ses affections propres : sous tels climats, telles maladies se montrent permanentes, et l'on n'y peut s'y soustraire qu'en fuyant les lieux dont ils sont une production... C'est en venant respirer l'air pur de la Provence et vivre sous le beau soleil du midi de la France, que les Anglais se guérissent du *spleen*, qu'ils doivent en grande partie à la nature de leur climat... Le crétin du Valais perd de sa stupidité dans l'air sec et piquant des hautes montagnes voisines, tandis que le montagnard trop impétueux éprouve moins d'hémorrhagies et de maladies aigües dans l'atmosphère pesante et nébuleuse des vallées... Le poitrinaire se trouve bien également de cet air épais, car il excite moins vivement ses poumons tuberculeux.

Les maladies, qui sont de nature à se développer partout, empruntent aussi des lieux une physionomie particulière...

L'étude des climats est d'une grande importance pour le médecin; elle est une des bases de l'étude physique de l'espèce humaine, et se fonde sur toutes les connaissances géologiques et physiques.

Exerce-t-il dans un pays où les fièvres sont fréquentes, le voisinage d'un marais ou de quelqu'étang lui donnent raison — des maladies qui sévissent sur le pays pendant une partie de l'année, de la constitution débile des habitants, de leur tempérament essentiellement lymphatique, annoncé par le boursoufflement et la pâleur du visage, l'engorgement des jambes...

Dans une autre contrée, ouverte à tous les vents, placée sous un beau ciel, et qui, dégarnie de forêts et de montagnes, reçoit et conserve toute l'ardeur des rayons du soleil, l'observateur y trouve des hommes sanguins, robustes et vifs. Là règnent particulièrement les maladies inflammatoires aiguës, rapides dans leur marche.

IV.

C'est un principe de philosophie médicale, principe depuis longtemps acquis à la science, qu'il existe des rapports de causalité entre les *saisons* et la nature des maladies; des modifications organiques diverses, profondes, qui correspondent à l'action des quatre grandes divisions de l'année.... Oui, le retour périodique des saisons détermine celui de certains dérangements de la santé. Les mêmes maladies se présentent sous l'influence des mêmes températures, et ressemblent, comme on l'a dit ingénieusement, à ces oiseaux de passage que nous revoyons toujours aux mêmes époques de l'année.

C'est ainsi qu'avec le *printemps*, caractérisé par des vicissitudes atmosphériques de toutes sortes, participant du froid de l'hiver dans le début, et de la chaleur de l'été au déclin, reparaissent les maladies catharrales inflammatoires, les irritations de la gorge, de la poitrine, les hémorragies, les fièvres éruptives;

Que *l'été* se montre accompagné des fièvres bilieuses ;

Que *l'automne*, avec ses variations atmosphériques, prédispose aux affections muqueuses, rhumatismales, à la dyssenterie, aux fièvres intermittentes ;

Et que *l'hiver* est constamment fécond en fluxions de poitrine, en apoplexies et en inflammations de toutes espèces.

V.

On a voulu faire servir le *climat chaud* à la guérison de la phthisie pulmonaire.

Examinons l'influence de la chaleur sur la marche de cette affection, et voyons jusqu'à quel point les espérances qu'on avait conçues pouvaient être fondées.... La question est tellement importante que nous croyons devoir dire quelques mots sur cette maladie, sans sortir pour cela du domaine de l'*hygiène publique,* à laquelle se rapporte, par tant de liens, cette affection qui frappe par milliers, chaque année, tous les âges et dans tous les rangs de la société ; qui enlève aujourd'hui plus d'un cinquième de la population, et qui marche en élargissant chaque jour le cercle de ses ravages! — maladie cruelle qui n'attaque pas les vices, qui ne punit pas les excès, et qui se plait de préférence à frapper la jeunesse, la beauté, l'intelligence développées prématurément ; — affection, enfin, qui n'est pas une maladie comme une autre, car c'est la mort elle-même debout auprès de la victime, et envahissant sa proie par dégrés....

....

....

Affreuse maladie, pourquoi attaques-tu exclusivement la jeunesse et la beauté ?... Pourquoi frappes-tu l'homme au printemps de la vie, plutôt que le vieillard qui s'éteint ?... Par quelle infernale subtilité as-tu défié jusqu'ici toutes les ressources de l'art et de l'expérience, et ne leur permets-tu de t'apercevoir que lorsque, déjà sûre de la victime, aucun pouvoir ne pourrait te l'arracher?... Ange exterminateur de qui tiens-tu ta terrible mission?... Qui t'a dit : Va, et frappe la fleur de la vie, le charme et la grâce même?...

Le docteur Rayer va nous répondre; ses études ont sinon résolu entièrement le problême, du moins avancé la solution de cette question, qui intéresse à un si haut point l'humanité.

VI.

Selon le docteur Rayer, la *maladie de poitrine* est héréditaire.... Dès la naissance, le germe est là ; il est déposé dans les poumons, où l'examen le plus attentif ne peut rien découvrir ; il y repose jusqu'à la puberté, jusqu'à ce que l'ensemble de mauvaises conditions de *climat* et *d'alimentation*, sous l'influence desquelles il doit se développer, vienne le féconder.

Il dort jusqu'au réveil.... Que ce sommeil du germe des maladies n'étonne pas; ne nions pas cette transmission d'un principe qui existe sans manifester sa vie pendant vingt ans et plus : ce fait n'est-il pas ordinaire dans le développement des êtres? La plante ne résulte-t-elle pas d'une graine, d'un germe dans lequel la vie a sommeillé souvent un hiver, quelquefois des années, et qui ne s'est développé que sous l'action bienfaisante d'une chaleur de printemps, d'une humidité modérée?.... Que ces conditions viennent à manquer à la graine, et la vie qu'elle retient en elle y continuera son sommeil : la vie, pour se manifester, exige l'ensemble d'un certain nombre de conditions; il en est de même de toute affection en général, de la *maladie de poitrine* en particulier.

Nés de parents poitrinaires, voués à une mort certaine, nous pouvons cependant échapper à cet arrêt qui nous condamne, en nous soustrayant aux conditions de régime, de climat, de température nécessaires au développement de la maladie.... Le germe n'est point détruit pour cela; mais il est maintenu dans son sommeil par l'absence même des circonstances qui provoquent son réveil....

Ce fait est capital : il prouve qu'il n'y a qu'un seul moyen d'arracher à la mort les enfants qui apportent en naissant le germe probable de la *maladie de poitrine*, c'est de s'appliquer, dès leurs jeunes années, à modifier leur tempérament ;

A surveiller leurs habitudes ;

Et surtout, quand vient la puberté, à les soustraire à ces conditions de climat et de nourriture, dont une expérience trop douloureusement acquise a, depuis bien des siècles, appris à reconnaître la nécessité pour le développement de la maladie.

Quoi qu'il en soit, parmi ceux qui deviendront *poitrinaires*, les uns naissent avec un corps débile et languissant, de parents accablés déjà par l'âge ou prématurément épuisés par les travaux, et trop souvent par les jouissances d'une vie ardente au sein des grandes villes ;

Plusieurs, à chairs molles, au corps fluet, à la poitrine étroite et allongée, ont grandi trop rapidement sans prendre une corpulence proportionnelle ;

D'autres, livrés à des professions sédentaires, n'ont respiré qu'un air vicié dans une atmosphère humide et concentrée, tandis qu'une alimentation insuffisante, l'excès des travaux, l'abus de jouissances voluptueuses, se réunissaient pour affaiblir la constitution ;

D'autres, enfin, sont le triste avorton de la débauche ou d'une union disproportionnée...

Vous craignez pour votre enfant... S'il ne peut quitter le climat où il est né, — que l'appartement qu'il habite soit exposé au Midi ; — que son alimentation, fortement nourrissante et salée, se compose de viandes exclusivement ; — qu'il n'embrasse aucune profession qui irrite l'organe pulmonaire ; — que des étoffes de flanelle le préservent des rhumes et des catarrhes ; — qu'à la puberté, enfin, on le fasse lire à haute voix et même chanter... La lecture et le chant, qui sont nuisibles lorsqu'une irritation est déjà fixée sur les poumons, deviennent, lorsqu'ils sont bien dirigés, d'excellents moyens propres à développer toutes les parties de la poitrine.

Oui, la lecture à haute voix ou la musique vocale, fréquemment répétées, mais seulement pendant quelques instants, et avec la modération ordinaire, peuvent avoir de très grands avantages. Elles contribuent souvent, dans les pensionnats, à déterminer le développement des organes pulmonaires et d'une santé plus robuste chez de jeunes personnes d'une constitution délicate ; car, en même temps que les exercices de la voix stimulent et fortifient les poumons, ils agissent avantageusement sur d'autres organes, en leur imprimant des secousses continuelles qui facilitent et activent leurs fonctions... Aussi beaucoup de médecins conseillent-ils la lecture à haute voix ou le chant à ceux dont les digestions sont lentes et pénibles. Tissot prétend même que les religieuses évitent, par leurs chants presque continuels, plusieurs maladies auxquelles les dispose leur vie claustrale.

Mais on ne prend point ces précautions ; la maladie se déclare, et fait des progrès.

On croit alors, dans le monde, avoir beaucoup fait, quand on s'est décidé à changer de climat ; à aller, par par exemple, à Nice ou à *Hyères*, ce délicieux séjour qui reçoit tous les rayons du soleil, car il est entouré de montagnes qui protégent ses orangers toujours fleuris ;

Hyères qui a été choisie pour résidence pendant l'hiver par un grand nombre de personnages illustres, parmi lesquels on compte François de Neufchâteau, Lacépède, Talleyrand, Landré Beauvais, Macdonald et plusieurs autres ;

Hyères, cet oasis de la Provence, ce rendez-vous des poitrinaires, des hypocondriaques, des riches ennuyés de tous les pays, et notamment des Anglais.

Ce climat, comme tous les pays chauds, ne guérit pas les poitrinaires. Autant Hyères est favorable à la guérison des affections du larinx, des rhumatismes articulaires, des catarrhes chroniques et de toutes les maladies que le froid contribue à faire naître, à augmenter et à entretenir, et on sait qu'elles sont nombreuses, autant il est funeste aux *poitrinaires.* « L'air d'Hyères, dit un médecin du pays, le docteur Alègre, agit sur leurs poumons comme un vrai soufflet, et la *phthisie* marche rapidement vers son terme fatal. »

A cause de l'égalité, de la modération de sa température, de la sérénité habituelle de son beau ciel, Hyères exerce, sans nul doute, une influence très-puissante sur les enfants qui sont prédisposés à la maladie de poitrine ; c'est un lieu très-favorisé par la nature et qui mérite certainement la confiance de certains malades ; mais, lorsqu'on croit que son climat guérit la *phthisie*, on va trop loin...

Quant à la question importante de savoir si un poitrinaire, venant d'un climat froid, peut éprouver de l'amélioration en passant dans une zône plus tempérée, et si celui venant d'une zône tempérée dans un climat chaud peut éprouver de l'amélioration, on doit la résoudre par l'affirmative.

Mais si la maladie a déjà fait de grands progrès, alors que la désorganisation pulmonaire est fort avancée, que le ramolissement des tubercules est commencé, quelle influence peut exercer le climat ?... Dans tous ces cas, les pauvres malades vont périr sur une terre étrangère, loin de leurs parents et de leurs amis.

Si Hyères peut retarder la terminaison malheureuse du mal qui dévore les poitrinaires, il faut bien reconnaître que, comme les climats chauds, il nuit à ceux qui sont arrivés à cette période avancée de la maladie de poitrine, où tous les accidents de la fièvre de consomption viennent hâter la terminaison fatale.

C'est dans la période d'incubation, dans cette période où la maladie n'est encore qu'à l'état de germe et sous forme presque miliaire; dans cette période où les tubercules pulmonaires existent, mais sans dénoter leur présence, qu'il fallait envoyer votre enfant dans un pays chaud, là où la température est peu susceptible de variations... C'est alors qu'il aurait fallu se décider à changer de climat pour fuir l'air humide et froid, pour éviter les rhumes qui contribuent tant à la maturation progressive de ces petits corps de nouvelle formation qui existaient dans les poumons de votre enfant... Transporté jeune dans un pays chaud, livré à des exercices de gymnastique habilement dirigés dans le but de développer la poitrine, et nourri avec des aliments propres à faire prédominer le système sanguin, ce jeune homme, qui avait reçu la fatale prédisposition, aurait pu cependant éviter la maladie à laquelle il était voué en naissant.

D'autres croient trouver sur les bords de la mer le remède qui doit les guérir.... Cette idée était celle de Laennec.

Ce médecin avait la plus grande confiance dans les émanations qui se dégagent du sein de la mer, et des plantes marines qui croissent sur ses bords. Et sa confiance à cet égard était si aveugle, qu'il affirmait que pas un des marins retirés du service, et qui habitaient Kerlouernec, près Douarnenez (basse Bretagne), n'avait succombé à la *maladie de poitrine*.... Malheureusement, cette croyance ne reposait sur aucune observation précise; elle était l'effet de l'illusion dont ce célèbre docteur, poitrinaire lui-même, se berça jusqu'à ses derniers moments....

Les émanations qui s'élèvent des bords de la mer peuvent avoir une action préservatrice, comme tendraient à le confirmer les expériences du docteur Amédée Latour sur le *sel marin*....

Ce médecin, ayant appris par le directeur d'une ménagerie qu'il préservait les singes de la *maladie de poitrine* en leur faisant prendre du *sel*, s'est livré à des recherches, qui prouvent que le *sel* est un des plus puissants modificateurs connus de l'organisme ; que son influence est surtout remarquable sur la sanguification, et que son administration méthodique peut avoir, par conséquent, les plus heureux résultats pour combattre la prédisposition, surtout si concurremment on place les malades dans des conditions de climat et d'alimentation convenables..... L'analogie vient aussi appuyer cette opinion de son expérience, lorsque l'on voit les bergers, dans le but de préserver leurs troupeaux des hydatites, des tubercules, leur donner du sel mêlé au fourrage ou simplement suspendre dans la bergerie de petits sacs de toile remplis de *sel*, que les moutons vont lécher, humecter de salive.

VII.

Ainsi que nous l'avons vu plus haut, il faut songer à l'hérédité de la *maladie de poitrine*, à cette disposition fatale que transmettent les parents aux enfants... Chez ce jeune homme, sa prédisposition à la *maladie de poitrine* se traduit par cette stature grêle et effilée, ces épaules hautes, cette poitrine cylindrique, par cette peau blanche et molle, par ces joues colorées d'un rouge vif et purpurin, par vergetures et comme par stries... Dans son enfance, il parlait plus tôt et plus facilement que les autres ; déjà il plaisait par les réparties fines et spirituelles qui lui échappaient. Sa précocité semblait d'autant plus grande que ses jours devaient être plus rapides.

Chez cette jeune personne, sa prédisposition s'est décelée à l'observation du médecin par cette taille fine et dégagée, par ces pommettes marquées de couleurs vives et tranchantes, par ce cou mince et allongé, par la saillie des clavicules, par la rondeur du dos, par l'apparence d'ailes saillantes que prennent les omoplates écartées du tronc; et au moral, par une sensibilité vive qui a accéléré chez elle le développement de l'intelligence..... vous avez appelé le médecin pour traiter le rhume qui fatigue la poitrine de votre fille, pour vous rassurer sur les filets de sang qu'elle remarque depuis quelques mois quand elle expectore...... Mais c'est plutôt à prévenir le développement de la *maladie de poitrine* qu'à espérer combattre sa marche, que doivent tendre les efforts de la science!........ Pour préserver votre fille de cette affection, qui, arrivée à un certain degré, est au-dessus des ressources actuelles de la médecine, il aurait fallu, enfant, la confier à une nourrice saine et forte de la campagne;

Il aurait fallu la transporter, jeune, dans un pays chaud; favoriser, à mesure qu'elle eût grandi, le développement des forces physiques par tous les exercices du corps, en donnant la préférence à ceux qui mettent en action les muscles supérieurs, et qui développent ainsi les organes pulmonaires et la cavité qui les renferme;

Il aurait fallu la nourrir avec des viandes substantielles, pour la fortifier et faire prédominer le système sanguin; empêcher qu'elle ne se livràt à des études que son intelligence prématurée lui faisait rechercher;

Il aurait fallu, enfin, s'appliquer, dès ses plus jeunes années, à modifier son tempérament, et la soustraire aux conditions de climat, de régime, qui favorisent si souvent le développement de la *maladie de poitrine*...............

....

....

Le pouls est devenu plus fréquent, la toux plus incommode; l'expectoration est purulente, la respiration est courte, fréquente; le médecin a entendu le *gargouillement* et la *pectoriloquie* : des tubercules ramollis existent au sommet des poumons.... une fièvre de consomption mine la malade; des sueurs nocturnes l'épuisent.... la toux est continue.... les joues se cavent, les yeux s'enfoncent dans les orbites.... la *poitrinaire* meurt !..................

....

....

....

Cette existence qui vient de finir, cette jeune personne enlevée à la fleur de son âge..... Le médecin avait tout prédit..... Il avait donné des conseils hygiéniqnes ; il avait dit d'éviter le froid glacial qui saisit celles qui sortent des fêtes à peine vêtues ; il avait dit de porter des gilets de flanelle, de ne point gêner le développement des poumons dans des vêtements trop serrés, etc.

On traitait légèrement ces avis....

Lorsque le médecin tient ce langage aux familles, sa tendre sollicitude pour ceux qui sont confiés à ses soins, à son zèle, n'excite pas toujours, malheureusement, celle des parents ; et quand on voit le mal faire des progrès, quand on voit la toux fatiguer depuis des mois entiers la poitrine délicate de son enfant, on contemple alors ces symptômes avec des yeux effrayés, et l'on fait venir le médecin, qui doit guérir..... Hélas ! que peut-il prescrire à cette poitrine farcie de tubercules, où la mort a déjà fait élection de domicile ?....

S'il existe des maladies qu'il est inutile de prévoir, et contre lesquelles le médecin peut employer avec avantage des médicaments, il en est dont il faut prévenir le développement ; il y a des constitutions qu'il faut modifier par une *hygiène* bien entendue ; des affections qu'il faut prévenir par un régime, des soins et des sacrifices, qui seul peuvent les empêcher de naître..... Mais c'est à peine si l'on consent à se déplacer pour fuir cette redoutable maladie, qu'on regarde s'avancer jusqu'à ce qu'elle soit au-dessus de nos ressources et du pouvoir de la médecine..... Et pourtant, s'il est une chance d'arrêter le mal (et il en existe réellement), c'est en le prenant à son début..... Oui, cette affection qui voue à la mort ceux qu'elle attaque, on peut empêcher son développement; mais, pour arriver à ce résultat, il faut, comme nous l'avons déjà dit, une nouvelle atmosphère, une autre alimentation, un nouveau soleil, un autre climat.

VIII.

Si l'influence des climats sur la constitution et la santé est un fait incontestable, le changement qui s'opère dans l'organisation de celui qui passe d'un climat dans un autre n'est pas moins évident : c'est la question de *l'acclimatement*, qui intéresse les colonies à un si haut degré.

Aux Antilles, on ne connaît que deux saisons : *la saison sèche*, qui commence à la fin d'octobre et dure jusqu'en avril,

Et la *saison des pluies, ou hivernage*, qui s'étend de juin à octobre.

C'est la saison des vents lourds à souffle humide et brûlant tout à la fois.

La réunion de la chaleur et de l'humidité donne alors à la végétation une activité surprenante; en même temps, les insectes et les reptiles se multiplient à l'infini dans les lieux marécageux; mais bientôt leurs dépouilles, mêlées aux débris des plantes, remplissent, par leur décomposition, l'air environnant d'effluves délétères, dont les effets sont si nuisibles qu'Annesley n'hésite pas à déclarer que plus des deux tiers des individus qui meurent dans les pays chauds succombent par l'influence du *malaria*, dont nous parlerons ailleurs..... Ces étés torrentueux sous la zône équinoxiale, avec l'exubérance de leurs produits du règne organique, sont la saison la plus malsaine sous ces climats, comme l'automne dans nos contrées avec son sol humide et jonché de dépouilles végétales.

Cette division des saisons en *sèche* et *humide* nous semble trop tranchée, et nous préférons la division en quatre saisons qui a été proposée par quelques médecins.

La *première saison* (l'hiver), qui s'étend de novembre en février, et dont la température moyenne est de vingt-un degrés, amène des affections à forme inflammatoire (plus particulièrement des maladies pulmonaires) quelques dysenteries et fièvres intermittentes légères. C'est l'époque la plus favorable pour débarquer aux Antilles.

La *seconde saison*, qui dure jusqu'au mois de mai et se distingue par un haut degré de température et une grande sécheresse, dispose les arrivants aux affections du foie. Cette saison, si funeste aux étrangers, est considérée, par tous les observateurs, comme la plus saine pour les indigènes et les acclimatés, parce que les inconvénients qu'elle présente peuvent être facilement contrebalancés à l'aide des moyens hygiéniques, excepté de la part des malheureux qui, par état et nécessité, sont exposés pendant toute la journée aux feux brûlants du soleil, et ne trouvent pas, dans leur régime de vie, les moyens de réparer les pertes énormes que la transpiration leur fait éprouver.

Avec la *troisième saison*, qui commence en mai et se prolonge jusqu'en août, appelée *renouveau* aux Antilles, et durant laquelle on remarque des variations fréquentes de la température et moins de sécheresse, se montrent les fièvres intermittentes graves, et spécialement la *fièvre jaune*. Ces maladies augmentent d'intensité et de fréquence jusqu'en août, et diminuent graduellement dans le cours de la *quatrième saison*, qui est caractérisée par la chaleur humide.

La quantité d'eau qui tombe aux Antilles du commencement d'août en novembre est énorme : un seul mois, dit-on, en fournit autant qu'il en tombe en France et en Angleterre toute l'année...

IX.

Malgré tout ce qu'on a pu dire relativement aux avantages que présente, dans les pays chauds, un régime rafraîchissant, nous croyons qu'il y a nécessité de réveiller, par des stimulants, l'action des organes frappés d'atonie sous l'influence de transpirations aussi abondantes, et que lorsque le docteur Curtis conseille aux arrivants de prendre le plus promptement possible, les habitudes des acclimatés, les avis de ce médecin, qui a observé pendant si longtemps dans les pays chauds, ne sont point à dédaigner.

Une des influences que l'Européen doit éviter, c'est celle de la nuit.

Si l'exercice est utile dans le Nord et les pays tempérés, où il excite avantageusement la circulation et l'action de la peau, d'après tous les observateurs, il devient nuisible dans les pays chauds, où, loin d'être activées, ces fonctions ont besoin d'être modérées..... Ici encore il n'y a qu'à prendre exemple des indigènes qui, pendant les heures chaudes de la journée, s'enferment dans leurs maisons...... C'est pour les Européens qui bravent cet usage, en se livrant, pendant les premiers temps de leur arrivée, à un exercice plus ou moins violent de dix heures du matin à quatre heures du soir, une puissante cause de mortalité.....

Ces préceptes hygiéniques, comme tous ceux qui s'appliquent en général à l'acclimatement des pays chauds, peuvent enfin se résumer dans ce peu de mots du docteur Griffith : « Être sobre, s'accommoder, autant que possible, aux coutumes du pays, ou se modeler sur celles des personnes déjà acclimatées. »

En revenant dans leur pays, les Européens ont à redouter les maladies pulmonaires ; aussi est-il très important pour eux de ménager la transition du climat chaud qu'ils quittent, au climat plus ou moins froid dans lequel ils reviennent, en séjournant quelque temps dans un pays dont la température est plus élevée que celui qu'ils doivent habiter : c'est ce que le gouvernement français a parfaitement compris en faisant tenir garnison, dans les villes du Midi, aux régiments qui vont en Afrique ou qui en reviennent.

X.

Envisageons maintenant notre *Algérie* sous le rapport de l'*acclimatement*, et examinons jusqu'à quel point la population européenne s'est identifiée avec le sol, et naturalisée ;

Quelle a été sur les familles émigrantes et sur la viabilité de leurs enfants, l'action des causes plus ou moins délétères émanées du climat et du sol ;

Quels sont, sous le rapport de l'hygiène et d'après l'expérience acquise, les moyens les plus capables de protéger la colonisation ;

Ce qu'enfin pour l'avenir, et au point de vue de l'aptitude de l'Européen, mais surtout du Français, à vivre et à perpétuer dans le pays, il est permis d'augurer des résultats jusqu'à présent obtenus.

Le premier médecin qui émit son opinion, le docteur Boudin, sur les questions que nous venons de poser, ne fut pas favorable à la colonisation, puisqu'en 1847, dans un travail relatif à la mortalité et à l'acclimatement de la population française en Algérie, il concluait à l'abandon de notre conquête, en disant qu'elle avait englouti, depuis 1830, plus de quatorze cents millions ;

Qu'elle avait donné la mort à plus de cent mille de nos soldats ;

Que l'armée, parvenue à un effectif de cent mille hommes, éprouvait, sous le seul empire du climat, une mortalité annuelle de sept mille combattants ;

Que la marche croissante des importations en céréales et

en bestiaux attestait l'insuffisance des produits du sol, même pour la seule nourriture de l'armée ;

Que le blé récolté sur place atteignait un prix presque double de celui du blé importé d'Odessa ;

Qu'après dix-huit années d'efforts inouis, on ne comptait pas même dix mille cultivateurs ;

Que partout la race arabe se montrait réfractaire à notre civilisation, réfractaire à la fusion ;

Qu'en résumé, les immenses sacrifices de notre sang et de nos trésors n'avaient abouti jusqu'alors, en Afrique, qu'à une colonisation négative, sur le continent, qu'à une diminution flagrante des forces de notre pays ;

Que de tels résultats avaient une signification très-grave.

Ces conclusions étaient bien décourageantes ; le gouvernement s'en émut avec raison, et sollicita de nouvelles recherches.

Le docteur Jacquot, qui a dirigé, pendant plusieurs années de séjour en Afrique, ses investigations sur cette question si importante de la colonisation, avait aussi réuni des matériaux.

Il combattit les conclusions trop absolues de son confrère et chef, dans un travail où il commença par faire une distinction entre le *climat*, que l'homme ne peut modifier, et les *influences marécageuses*, qu'il est en son pouvoir de faire disparaître ou d'amoindrir, différence bien importante quand on veut étudier une région quelconque, sous le rapport de son action sur ses habitants anciens ou nouveaux.

Cette distinction conduisit le docteur Jacquot à établir deux grandes divisions qu'il appela les *conditions essentielles* et les *conditions accidentelles* d'un pays.

1° Les *conditions essentielles* de l'Algérie, conditions qui la constituent ce qu'elle est et sans lesquelles elle ne serait pas : ce sont les eaux, l'atmosphère avec les pluies qui la sillonnent, les orages qui la bouleversent, l'électricité qui la charge, les viscissitudes thermométriques et hygrométriques qui la perturbent avec plus ou moins de fréquence et de soudaineté.

L'homme ne peut pas détruire ces influences.

2° Les *conditions accidentelles* que l'on sépare très-bien, par la pensée, de ce climat, de ce pays, et qu'il nous est donné d'annihiler ou au moins de mitiger... Les *marais* figurent dans cette catégorie.

Il est possible de s'habituer aux premières, tandis qu'on n'acquiert pas une immunité complète contre les secondes.

Mais si la nature a créé le mal, elle a accordé à l'homme le pouvoir de le conjurer : en effet, si, d'une part, on ne peut détruire les *conditions essentielles* d'un climat, l'habitude, les modifications que les influences nouvelles amènent dans l'organisme, la succession des générations et le croisement des races, font naître peu à peu la tolérance de ce climat ;

Et, d'autre part, si la longueur du séjour dans ce pays, les transmutations de notre corps et la fusion de sang de l'indigène avec le sang du conquérant, ne détruisent pas entièrement l'impressionnabilité aux agents qui constituent la seconde classe, il est donné à l'homme de tarir ou d'appauvrir ces sources d'empoisonnement.

Le docteur Jacquot a raison ; car si la terre n'est devenue salubre que par les travaux de l'homme, c'est donc *moins au climat* qu'à des conditions *accidentelles, étrangères qui doivent disparaître avec le temps*, qu'est due l'insalubrité actuelle de l'Algérie ; et lorsqu'on a cru, en constatant les résultats fâcheux de son insalubrité, caractériser *un fait absolu, invariable,* on n'a indiqué qu'une *phase passagère.*

Considérant les conditions qui doivent hâter l'*acclimatement,* le docteur Jacquot regarde la colonisation, la culture, l'établissement permanent, la succession des générations, la fusion des races, comme les meilleurs moyens d'assurer la conquête, d'amener l'acclimatement, de créer un peuple vivace. « Puisque l'acclimatement, dit-il, ne peut s'acquérir que par l'habitude, par le temps et la succession des générations, il faut évidemment coloniser, c'est-à-dire implanter sa race sur le sol. Notre croisement, en Algérie, avec les femmes indigènes, est de la plus haute importance sous le point de vue social, politique, médical; il favorisera la civilisation, consolidera notre domination, accélèrera l'acclimatement et créera une race vivace capable de supporter les influences qui nous accablent aujourd'hui... Que l'autorité comprenne cette haute et féconde question, et que, pour réussir, elle essaie de combler les distances en déracinant peu à peu les préjugés de caste et de religion. »

Deux médecins de l'Algérie, les docteurs E. Foley, médecin à l'hôpital civil d'Alger, et V. Martin, médecin à l'hôpital du dey, vinrent, en 1849, prendre part à la lutte qui s'était établie sur cette haute question.

Ils firent voir aussi, comme le docteur Jacquot, que M. Boudin avait confondu plusieurs choses cependant bien distinctes, savoir : l'influence propre du *climat,* cause fixe, permanente, et les influences des *marais* et des *défrichements,* cause, au contraire, accidentelle et essentiellement amovible.

Si, à l'origine de l'occupation, il a existé, et s'il existe même encore aujourd'hui en Algérie, des causes assez puissantes pour avoir fait craindre à quelques personnes que l'*acclimatement* ne fut qu'une chimère, une étude attentive de la succession des temps et des faits depuis dix-huit ans a permis aux docteurs V. Martin et E. Foley de constater, en appréciant une à une ces causes et leur somme particulière d'influence, que beaucoup, après s'être affaiblies graduellement, ont fini par disparaître; que quelques unes se sont promptement éloignées devant le travail de l'homme; que d'autres n'ont cessé qu'en partie, et qu'enfin la cause même qui, de toutes est la plus réfractaire, celle que la volonté peut le moins profondément modifier, le *climat*, est loin de produire la désastreuse mortalité dont on l'a accusé...

Après avoir opposé aux appréciations inexactes déduites de l'examen d'une mortalité dont on n'avait point analysé les causes et qu'on n'avait étudié qu'en bloc, des documents d'où il résulte que, par suite de l'éloignement ou de l'atténuation déjà obtenue de celles de ces causes qui sont amovibles (marais, défrichements), il y a eu, à la fois, réduction, pour tous les Européens, du chiffre des décès et diminution de la gravité des maladies, double fait attesté (du moins pour l'armée), par la durée décroissante de la moyenne du séjour des malades dans les hôpitaux, et par le nombre, devenu beaucoup moindre, des convalescents évacués en France, les docteurs V. Martin et E. Folley ont invoqué la statistique, qui a prouvé :

1° En ce qui concerne la population civile, qu'à la suite des dessèchements de marais et après les premiers travaux de mise en culture, la *mortalité* a constamment diminué en raison des résultats obtenus;

2° En ce qui regarde l'armée en repos, dans les localités les moins soumises aux influences marécageuses, que les décès n'ont que faiblement excédé ceux de France, et qu'ils se sont montrés sensiblement inférieurs à ceux des troupes françaises et anglaises des colonies les plus anciennes.

Mais est-ce à dire que l'*Algérie*, colonisée hier, soit, contrairement à ce qu'à écrit le docteur Boudin, un pays parfaitement sain; que rien n'y soit plus à désirer, et qu'il y règne pour l'Européen, ou plutôt pour le Français, autant de chances de vie que dans son pays natal, sous le meilleur des climats du monde et dans la contrée la plus civilisée de la terre?... Telle n'est pas la pensée des docteurs Folley et Martin...

Si, comparée à ce qu'elle était il y a vingt-deux ans,

l'*Algérie* s'est beaucoup assainie, il lui reste certainement à s'assainir encore. Ce qu'elle a obtenu des travaux accomplis depuis peu d'années, donne la mesure de ce que produirait une marche plus rapide dans cette voie. Ces médecins ont prouvé, en effet, que par suite du travail du sol, la mortalité a considérablement diminué ; et, selon eux, il serait superflu d'ajouter que si les marais qu'on a desséchés, étaient abandonnés ou privés désormais de culture, ils reprendraient bientôt leur ancienne insalubrité...

A ces médecins, qui ont écrit en faveur de la colonisation, et dont nous venons de résumer les travaux, nous pouvons ajouter les docteurs Casimir Broussais, Perrin, Trolliet, Haspel et autres, qui ont la même opinion sur l'Algérie.

Un nantais, le docteur Bodichon, qui exerce la médecine à Alger, intervint également dans le débat.

Notre confrère pense que la colonisation est possible, mais à la condition d'y envoyer en qualité de soldats ou de colons, des hommes de race brune ;

Que la France ne doit point attirer en Algérie d'émigrations d'Allemands, avant que la colonie soit européisée par une modification du sol ;

Qu'elle doit faire venir dans notre possession africaine les Français méridionaux, les Maltais, les Italiens, les Espagnols des îles et du continent, et que, si par politique, elle admet les colons de race blonde, qu'elle leur assigne les montagnes comme résidence ; qu'elle les éloigne des plaines, à cause de l'influence pernicieuse des marais.

Répondant aussi à ceux qui ont considéré le *climat* et la *fièvre* comme un obstacle à la colonisation, j'entends plus d'un lecteur s'écrier : « Le climat, dont vous voulez nous » faire peur, la France s'en inquiétait-elle, lorsqu'elle je- » tait hardiment des essaims colonisateurs dans l'Améri- » que du Nord, dans la Louisiane, dans les Antilles, à la » Guyane, au Sénégal, à Madagascar, aux Indes? C'était

» le temps de sa grandeur, le règne des Richelieu et des » Louis XIV..... Le Hollandais s'est-il découragé sous le » climat meurtrier de Java, au milieu des peuplades hos- » tiles et perfides de la Malaisie? Non. Laborieux et pa- » tient, il fait, de Batavia la mortelle, un séjour enchan- » té, et établit sur toute la grande île une domination de » plus en plus régulière et consentie..... L'Angleterre a- » t-elle eu peur de la fièvre, que ses colonisateurs et ses » commerçants ont trouvée sur toutes les terres nouvel- » les?..... Compte-t-elle, pour se décourager, les morts » que son peuple énergique a laissés dans toutes les régions » du globe? Non. L'Anglais a compris que c'était pour lui » une destinée de braver tous les périls, de se mettre en » rapport avec toutes les terres lointaines, de se mêler à » toutes les races barbares, et il savait bien qu'à l'accom- » plissement de ce devoir étaient attachées pour lui pros- » périté, puissance et gloire. »

XI.

Chez l'homme qui va d'un pays froid dans un pays chaud, le besoin des aliments diminue, ses fonctions digestives se ralentissent; il désire des fruits acides; ses forces languissent; il éprouve un grand penchant au repos... Ces effets sont d'autant plus subits, qu'ils ont lieu chez des personnes moins habituées à supporter la chaleur.

Cette température, défavorable aux individus sanguins et bilieux, convient au contraire à certains rhumatisans, aux scorbutiques, aux scrofuleux, chez lesquels la circulation a besoin d'être stimulée.

L'homme va-t-il habiter un *pays humide,* sa peau se décolore, il devient moins irritable, ses sensations sont moins vives, les fonctions de son cerveau moins actives.

Soumis à cette influence atmosphérique, l'homme est

donc moins disposé aux travaux du cabinet ; il est plus enclin à la somnolence ; son jugement est plus tardif ; toutes ses impressions, toutes les sensations qu'il éprouve le portent à l'humeur chagrine, et souvent, dans les noires illusions d'une imagination égarée, il regarde la vie comme un fardeau trop pesant qu'il ne peut supporter, et le suicide comme le seul moyen qui puisse le délivrer des maux chimériques qu'il éprouve.

La saison froide et humide, défavorable à tous les individus, affecte principalement les femmes, les enfants et les vieillards.

Pour combattre les effets fâcheux de cette température et pour lutter avec avantage contre cette influence débilitante, il convient de solliciter l'action de la peau, soit par des gilets de flanelle, soit par des frictions sèches sur tout le corps, soit enfin par un exercice quelconque ; user d'une alimentation tonique et faire usage de boissons plus ou moins alcoolisées...

On doit aussi être vêtu chaudement, et il est indispensable surtout, malgré l'opinion de J.-J. Rousseau, de bien couvrir les enfants... Dans l'éducation physique d'*Emile,* il y a, certes, d'excellents préceptes à suivre ; mais il s'y trouve aussi des erreurs dangereuses que, malgré tout le mérite de l'auteur, un médecin ne peut s'empêcher de signaler : de ce nombre est son opinion sur l'usage de la viande et du vin, dont l'interdiction est facile à observer dans quelques pays, mais qui serait essentiellement nuisible aux habitants soumis à l'influence débilitante de la température froide et humide.

XII.

Autant le froid est favorable à la santé, lorsqu'il n'est pas trop vif, autant il est funeste, lorsqu'il est excessif et qu'il agit sur des individus mal vêtus, mal nourris et découragés... Le sang cesse de circuler dans les vaisseaux des extrémités, et les membres gèlent... Gardez-vous alors de les réchauffer par le feu ; le sang dégelé, dilatant ou rompant ses canaux, s'extravaserait, stagnerait, se corromprait ; et, après deux ou trois jours des plus cruelles souffrances, il faudrait endurer les douleurs non moins cruelles de l'amputation.

Trop souvent aussi, sous l'influence d'une brusque élévation de température, les symptômes acquièrent tout à coup le plus haut degré de gravité. La malheureuse campagne de Russie peut nous en fournir de tristes exemples : le pharmacien en chef Sureau, arrivé à Kowno, épuisé de faim et de froid, passe quelques heures dans une chambre chaude : ses membres engourdis se tuméfient, et il expire sans pouvoir dire une parole. (Larrey.)

Ailleurs c'étaient des soldats qui, en approchant du feu, tombaient raides morts, comme frappés d'apoplexie, ou qui, pris d'un délire furieux, se précipitaient eux-mêmes au milieu des flammes. (Desgenettes.)

Dans cette cruelle situation, on doit redouter jusqu'à l'adoucissement spontané de la rigueur du froid...

Pendant la campagne d'Eylau, nos soldats avaient passé jour et nuit dans la neige sans accident, les 5, 6, 7, 8 et 9 février : tout à coup, du 9 au 10, le thermomètre monta subitement de — 19° centig. à × 6° : aussitôt la peau s'enflamma à divers degrés chez un grand nombre d'entre eux avec des douleurs plus ou moins violentes ; quelques-uns furent atteints de gangrène, et parmi ces derniers, nous apprend encore Larrey, les plus maltraités furent ceux qui se chauffèrent.

L'observation a trouvé dans la différence de température de la neige à la glace un moyen presque infaillible pour la guérison des membres récemment gelés, et que les chanoines du Saint-Bernard emploient souvent avec succès... Lorsqu'ils rencontrent un voyageur qui ne peut faire usage de ses membres, ils commencent par s'assurer qu'ils ne sont encore qu'engourdis.

Dans ce cas, ils les frictionnent, les massent, les frappent à petits coups pressés. Si décidément ils sont gelés, ils recommencent les frictions, mais alors c'est avec de la neige, sur place et avant d'emporter le malade.

A l'hospice, les membres gelés sont trempés dans l'eau de neige jusqu'à ce qu'ils soient revenus à l'état de dégel, et ordinairement la guérison s'opère.

Un des effets du froid, et qui est plus immédiat encore sur un homme fatigué, c'est celui de l'endormir.... Malheur au voyageur qui cède à l'impérieux sommeil léthargique dont il se sent accablé ; il ne se réveillera plus...

En 1829, les chanoines du Grand-Saint-Bernard trouvèrent sur le chemin un homme debout appuyé sur son bâton, une jambe levée et le pied posé comme dans l'action de monter. Il s'était endormi dans cette position, et avait gelé instantanément. Il portait son havresac, et par-dessus était posé celui d'un autre voyageur qui était plus loin, étendu mort aussi et qui était son oncle, comme le prouvèrent des papiers recueillis sur eux..... Le froid avait resserré l'extrémité des vaisseaux sanguins, la circulation s'était ralentie incessamment, la surface de leur corps avait commencé à mourir ; le sang avait afflué au cerveau, il s'y était engorgé ; le mouvement extérieur s'était éteint, et alors s'était achevée la destruction totale de leur être, sans douleur, sans angoisses, sans agonie.

Ai-je besoin de rappeler les désastres qu'a occasionné le froid sur des régiments de notre armée d'Afrique marchant plusieurs jours de suite dans la neige, fatigués par de longues courses et exténués par la faim !

Citerai-je encore cette retraite de Moscou, où nos soldats immobiles jetaient leurs armes, s'asseyaient à terre en silence, et mouraient ; où d'autres, foudroyés d'une atteinte soudaine, le regard fixe et sombre, s'agitaient comme de frayeur, poussaient un cri, et tombaient raides et glacés.

Les congestions pulmonaire et cérébrale qui se forment peu à peu sous l'influence d'un froid intense, expliquent la tendance irrésistible au sommeil, la lenteur des mouvements, l'espèce d'idiotisme, la difficulté de parler, l'affaiblissement, et quelquefois la perte de la vue qui s'observaient si souvent en 1812 parmi nos malheureux soldats : quelques-uns s'avançaient encore dans cet état, conduits par leurs camarades. Cependant la marche se ralentissait ; ils chancelaient comme s'ils eussent été ivres, et tombaient enfin pour ne plus se relever ; d'autres, moins maltraités en apparence, n'étaient soutenus qu'à l'aide de leurs compagnons qui marchaient serrés en colonne ; mais venaient-ils à se séparer d'eux, ils perdaient l'équilibre, tombaient dans les fossés, étaient pris d'un engourdissement douloureux, d'un assoupissement léthargique que la mort terminait en peu d'instants.

Quiconque s'assied, s'endort, disait un médecin à ses compagnons ; *et qui s'endort ne se réveille plus...* Et cependant lui-même, quelques instants après, suppliait qu'on le laissât se coucher : à peine y avait-il cinq minutes qu'il dormait, que déjà il avait perdu l'usage de ses membres.

Larrey nous apprend aussi que la marche non interrompue à laquelle il se livra pendant la retraite, jointe au soin qu'il prit d'éviter l'approche du feu, le garantirent de la congélation.

Toutes les constitutions ne sont pas également propres à résister à l'action du froid : le tempérament sanguin et la gaieté du caractère sont autant de conditions favorables ; tandis que le tempérament lymphatique, la pâleur de la peau, la lenteur des mouvements, et la tournure mélancolique de l'esprit sont, au contraire, sous ce rapport, du plus fâcheux augure.

N'est-ce pas en grande partie à ces causes que l'on doit

d'avoir vu, dans la campagne de Russie, une aussi étonnante disproportion dans la mortalité des soldats français et des étrangers de la coalition ? Presque tous les Hollandais du 3e régiment de la garde impériale périrent ; il n'en resta que 41 sur 1,787 : les deux autres régiments de grenadiers, formés pour la plupart de Français méridionaux, conservèrent leurs soldats ; et cependant, les Cosaques dépouillaient nos compatriotes et les forçaient de marcher dans un état de nudité plus ou moins complète. (Larrey.)

XIII.

Si le froid que nous ressentons dans notre climat de France est en général favorable aux constitutions molles, lymphatiques, il est nuisible aux vieillards, aux personnes faibles ou affaiblies par les maladies, et aux enfants en bas âge.

Il est un fait incontestable, c'est l'influence de la *saison froide* sur la mortalité des enfants nouveaux nés.

Les médecins qui se sont occupés de ce sujet ont constaté :

1. Que dans les mois de décembre, janvier et février, sur 100 enfants nouveaux nés, par exemple, il en meurt 66 dans le premier mois de la vie et 15 dans le cours de l'année, de manière qu'il n'en survit que 19 ;

2. Que sur 100 nés au printemps, 48 survivent à la première année ;

3. Que sur 100 nés en automne, 58 dépassent cette première année ;

4. Enfin que sur 100 nés en été, le nombre de ceux qui vivent au delà de cette année est de 83.

Ces observateurs, parmi lesquels nous citerons Milne Edwards et Villermé, attribuent uniquement la mortalité des enfants nouveaux nés à l'usage où l'on est de les exposer à l'air froid très peu de jours après leur naissance, en les conduisant à l'église pour y être baptisés : telle est, disent-ils, la cause principale pour laquelle il meurt tant d'enfants en hiver, surtout à la campagne, où l'on transporte les nouveaux-nés pendant les plus grands froids, pour arriver à l'église dans laquelle l'acte doit être célébré.

D'après ces faits, ne serait-il pas à désirer que l'autorité ecclésiastique prît des mesures propres à prévenir de pareilles mortalités ?

Ne pourrait-on pas, par exemple, sans blesser les préceptes de la religion, ondoyer, pendant l'hiver, les enfants chez leurs parents, et remettre la cérémonie du baptême à une époque plus éloignée ?

Plusieurs observateurs ont vu aussi des enfants périr pour avoir été baptisés avec de l'eau trop froide ; quelques-uns ne sont pas éloignés d'attribuer en partie la fréquence de l'*ictère des nouveaux-nés* à cette même cause...

Qu'on ne s'imagine pas que ce danger du baptême à l'eau froide soit chimérique : Mezler, dans son ouvrage des rapports de la médecine avec la théologie pratique, assure que plusieurs curés, convaincus par l'expérience, emploient l'hiver, de l'eau tiède.

Les dangers que nous mentionnons, et qui ont été signalés depuis longtemps par Marc, déterminèrent, dit-il, en **1790**, le prince évêque de Wurtzbourg à publier un décret par lequel il ordonnait aux curés de baptiser, dans les maisons particulières, pendant les mois de décembre, janvier et février, lorsqu'ils y auraient été requis, et de n'employer que de l'eau tiède pour le baptême...

Il existe encore un usage qui exerce dans les villes et dans les campagnes principalement une influence sur la mortalité des enfants nouveaux-nés... On sait qu'ils sont portés aux mairies pour y être inscrits, et que deux témoins accompagnent le père et la sage-femme pour certifier l'identité des noms et le jour de la naissance.

Une heureuse réforme qui s'étendra, nous devons l'espérer, à toute la France, est sur le point de s'opérer à Paris, dans cette importante question d'*hygiène publique*, puisque, d'après la *Gazette Médicale*, il s'agit de remédier à ces inconvénients en organisant la constatation des naissances à domicile.

LES MARAIS.

Aspect des pays marécageux. — La campagne de Rome. — Des fièvres. — Elles apparaissent avec la cause qui les fait naître, et cessent lorsque les eaux ne sont plus stagnantes. — Insalubrité de l'air de la nuit dans les colonies malsaines. — L'agriculture concourt puissamment à assainir les contrées insalubres. — La Sologne. — Sollicitude du gouvernement pour l'assainissement de ce pays. — Insalubrité des étangs. — Influence des marais sur la mortalité en Algérie.— De l'expropriation forcée pour cause de salubrité publique.— Des travaux de dessèchement.

I.

Le sol et l'homme, nous l'avons vu, sont unis par d'intimes rapports, et il existe une dépendance manifeste entre les conditions de l'un et les modifications de l'organisme de l'autre : les *marais* nous en offrent aussi un exemple remarquable.

Eaux stagnantes, — matières végétales et animales se multipliant et se putréfiant dans ces eaux avec une grande activité, — sol peu perméable : voilà les trois conditions dont la réunion constitue un *marais*... On les distingue en deux classes : ceux qui sont formés par l'eau de pluie ou de rivière (marais d'eau douce), et ceux que la mer entretient sur les rivages que baignent ses flots, par les soins de l'homme (marais salants), ou par la seule disposition du sol (marais salés). Ceux-ci s'établissent sur des terrains bas, peu inclinés et accessibles pendant les hautes marées aux eaux de la mer, qui y apportent une grande quantité d'insectes, de poissons, de matières végétales et animales dont la putréfaction est fort rapide.

Les terrains marécageux impriment à la constitution de ceux qui sont soumis à leur influence un cachet particulier... Vous les reconnaissez à leur teint blême et terreux, à la flaccidité de leurs chairs, à la mollesse de leurs mouvements; ils sont gonflés d'une limphe qui empâte et ramollit leurs tissus, relâche leurs articulations, les rend inertes, paresseux, somnolents... Combien leur démarche est lente et pénible! Quelle faiblesse dans l'âge de la vigueur! Leurs yeux ternes, leur regard triste, sans expression, leurs chairs molles et pendantes, leur teint hâve, leur démarche languissante, parlent éloquemment du poison caché dans leurs veines...

Là, le chiffre de la mortalité l'emporte sur celui de la naissance; là, on ne voit point de vieillards... Tous les habitants sont pâles, cachectiques, infiltrés, vieillis avant l'âge. Leur rate et leur foie sont volumineux; le scorbut et les scrofules viennent souvent ajouter à la laideur du tableau que présentent ces pauvres paysans.

Leur dégénération morale, dans certaines contrées, n'est pas moins grande que leur dégénération physique.... Voyez les habitants des Landes, quoique dans le voisinage d'une des villes les plus peuplées et les plus riches de la France, ils sont encore à l'état de peuples pasteurs, état qui forme la transition entre la vie errante des peuples nomades et la vie civilisée...

Comme isolés du reste de la France, ils ignorent tout ce qui se passe à une dizaine de lieues de leurs habitations... Les devins, les sorciers ont conservé toute leur puissance sur les hommes, les troupeaux, les orages, la grêle, les insectes, etc.; ils gouvernent les sept cents lieues que comprend le pays des Landes, comme ils ont gouverné autrefois les Gaules, la Germanie, la Gothie....

Le vêtement presque seul en usage est une peau de brebis dont la laine est tournée en dehors, un béret sur la tête, les pieds nus ou chaussés de très-lourds sabots.

Les habitations sont obscures, humides, sans carrelage ni plafond, ni croisées; l'air et la lumière n'y pénètrent que par la toiture ou la porte d'entrée, qui, au lieu de vitrage, offre une simple toile en canevas.

La durée moyenne de l'habitant des Landes est de 19 à 20 ans, la vieillesse arrive à 40 ans, la mort jamais plus tard que 60.

La mauvaise qualité de la nourriture, le défaut de vêtement, les *marais*, qui, couvrant une partie du sol, occasionnent par leurs effluves un grand nombre de fièvres intermittentes, ont fait des habitants des Landes une population chétive, rabougrie et très-peu nombreuse eu égard à l'étendue des terrains qu'elle occupe.

Les travaux d'assainissement et de colonisation ont commencé depuis plusieurs années... Nul doute qu'ils n'aient les plus heureux résultats; car le sol des landes est fertile, et ne demande qu'à être mis en culture par une main intelligente.

Pour prendre, dans la Loire-Inférieure, un exemple de l'influence des marais sur la constitution, entre plusieurs autres que pourrait nous fournir ce département, comparons, avec le docteur Mareschal, les habitants du bourg de Batz avec ceux de Machecoul... Les premiers sont grands, robustes, colorés, tandis que les autres (notre savant confrère parle de ceux qui habitent le marais proprement dit), d'une stature moyenne et d'un tempérament lymphatico-sanguin, ont le teint pâle et cachectique, les membres grêles..... Le bourg de Batz est situé sur une colline élevée d'environ cent pieds au niveau de la mer, et à Machecoul, il y a un ruisseau mal encaissé, sujet à se déborder sur les terres cultivées, où il laisse de grandes flaques d'eau, qui, jointes à celles d'un marais, répandent, pendant près de six mois de l'année, des effluves extrêmement nuisibles à la salubrité du pays.

Si nous parcourons maintenant, avec Charles Didier, la campagne de Rome, nous la trouvons déserte, abandonnée, et cette terre naguère qu'habitaient cent peuples guerriers, il nous la montre telle qu'elle est, désolée, fréquentée par des vagabonds, moitié mendiants, moitié voleurs... Dès l'entrée, le brûlant *sciroc*, la poudre des champs *phlégréens*, le roc vif coupé de ravins abruptes, les solitudes ingrates, la terre malsaine vous signalent un chemin pénible, des fatigues sans nombre, de longues heures d'ennui... La plage est triste, les tours de garde y retiennent quelques rares soldats et autour d'eux quelques laboureurs, quelques postillons fiévreux, déjà frappés par la *malaria*... Avec la fièvre, la faim les décime.

Mais cette terre desséchée, aride, insalubre de la campagne de Rome est marquée au sceau d'une grandeur ineffaçable. A ces champs lamentables, à ces déserts empoisonnés, Charles Didier restitue, par le souvenir du passé, cet aspect triomphal qu'ils eurent jadis, lorsque la civilisation Etrusque, l'une des plus vieilles qui aient été, les couvrait de villes fortes, de champs fertiles, de jardins embaumés... Tout le territoire entre le Tibre, l'Arno et la mer, occupé par les aïeux de Rome, était couvert de villages et de maisons. Plaines et vallées y formaient un immense jardin. Sur les hauteurs, des bois majestueux, maintenant disparus ; la plaine onduleuse qui suit le rivage de la Méditerranée, la campagne de Rome elle-même et ces *maremmes*, objets de terreurs ; ces dunes sablonneuses, où quelques lièges rares et poudreux dressent leur feuillage appauvri ; ces bosquets marécageux, comme les appelle Charles Didier, où se vautre le verrat, où paissent des troupeaux de vaches grises, de juments sauvages, de buffles farouches ;

de méchantes bourgades pleines de ruines, enceintes de rizières pestilentielles ; toute cette solitude à peine sillonnée par quelque cavalier curieux, par quelque *caritelle* errante, était naguère labourée par cinquante-trois peuples divers, et couverte de vingt-deux cités florissantes...

Plusieurs autres voyageurs ont fait, des habitants des *marais pontins,* un portrait affreux, et cependant fidèle, de leur constitution physique... Ils les comparent à des spectres, et ne trouvent pas d'expressions assez fortes pour rendre l'impression qu'ils ont éprouvée en voyant ces malheureux frappés par la *malaria.*

On demandait à l'un des misérables habitants de la campagne de Rome comment on pouvait exister dans un pays aussi insalubre : *Nous ne vivons pas,* répondit-il, *nous mourons*..... Et cependant les lieux qu'occupent ces marais ont été autrefois très fertiles, cultivés et habités par un peuple sain et nombreux...... Dans les guerres qu'ils eurent à soutenir contre les Romains, ils furent contraints de négliger les travaux de l'agriculture, et ceux de canalisation par lesquels ils se rendaient maîtres des eaux stagnantes....... Elles commencèrent à reparaître, et avec elles les maladies qu'elles ne manquent jamais de produire.... La population, épuisée et détruite par les calamités de la guerre et par les fièvres, se trouva bientôt impuissante contre l'envahissement des eaux stagnantes, et les marais pontins redevinrent ce qu'ils sont plus ou moins depuis ce temps, des lieux presque entièrement inhabitables.

Les Empereurs romains, les Papes après eux, ont essayé sans succès de les dessécher. Les plus grands travaux qui aient été entrepris dans cette intention furent exécutés par Pie VI. Malheureusement ils n'ont point été aussi bien dirigés qu'ils auraient pu l'être, comme nous l'apprend M. de Prony.

II.

L'influence des *marais* est un fait malheureusement trop positif, puisqu'on voit la maladie paraître avec les eaux stagnantes, augmenter pendant les circonstances qui donnent dégagement aux effluves, diminuer quand ce dégagement est contrarié par l'abaissement de température, et cesser lorsque les eaux stagnantes ont disparu.

Notre armée d'Afrique campe dans un endroit marécageux : les fièvres frappent et tuent un grand nombre de soldats ; elle s'éloigne, elle s'arrête dans un lieu salubre : la mortalité cesse, la fièvre disparaît, les malades guérissent.

Ce sont les marais, qui, dans ce pays, donnent lieu aux fièvres d'accès, aux dyssenteries, aux gonflements de la rate et aux hydropisies, qui ont décimé nos armées sur la terre africaine.

Ici, ce sont des équipages de vaisseaux presque entièrement anéantis peu de temps après avoir jeté l'ancre auprès des eaux stagnantes ; là, ce sont des régiments entiers détruits par leur séjour sur un terrain mouillé ; des casernes, des forts, des hôpitaux, des colonies dépeuplés par l'action meurtrière des effluves marécageux.

La *fièvre jaune* nait aussi dans les localités où les marais dégagent abondamment leurs émanations, et se manifeste presque toujours près des eaux stagnantes, aux environs des fleuves qui laissent de la vase à découvert, non loin de la mer, ou sur le littoral même, principalement dans les lieux où les eaux salées se mélangent avec les eaux douces stagnantes.

Vera-Cruz en est un exemple remarquable... La plaine dans laquelle est située cette ville est parsemée de très-petites dunes (*meganos*) pressées les unes contre les autres. On dirait, au premier abord, une région sablonneuse comme les déserts de l'Afrique. Mais au milieu des dunes, à leur pied, existent de grandes étendues de terrains marécageux couverts de mangliers et d'autres broussailles... Les exhalaisons de ces eaux bourbeuses et dormantes remplissent l'air d'effluves empestés... Les *méganos*, qui accumulent la chaleur, comme l'a remarqué M. de Humbold, convertissent Vera-Cruz et les environs en une sorte de fournaise, et développent ainsi les germes de maladie... Une fois que les vents du Nord ont commencé à souffler, la fièvre jaune, si elle ne disparait pas complètement, ne fait plus que très-peu de ravages, et ne se remet à sévir que lorsque les vents du Nord se sont tus, c'est-à-dire à la fin d'avril...

C'est surtout à Sierra-Leone, sur la côte ouest d'Afrique, qu'il est juste de dire que la fièvre jaune a placé le siège de son empire. Là, d'après M. Menu-Dessables, ses ravages sont poussés à un tel point que, malgré les avantages inappréciables qu'offre cette ville et les incalculables dépenses qu'y ont fait les Anglais, ils ont été bien des fois sur le point de l'abandonner... Les maisons sont très-espacées, les rues d'une grande largeur; la voirie est parfaitement tenue; enfin l'*hygiène publique* est là une des principales occupations des magistrats... Mais d'immenses terrains inondés périodiquement et périodiquement découverts existent à Sierra-Leone, par le refoulement de la rivière qui les baigne et par les torrents descendus des montagnes.

Partout où passent et séjournent ces eaux, soit qu'elles viennent avec les marées qui refoulent et débordent le fleuve, soit qu'elles proviennent des torrents, soit enfin des sources élevées cherchant à surgir, ou des pluies diluviales de l'orageuse saison, toute la rive droite du fleuve est tour à tour découverte et inondée sur une grande profondeur... Sierra-Leone est alors circonscrit par des marais d'eau douce et salée d'une grande fétidité, et en raison de l'incalculable amas de débris de végétaux qui compose ce sol vierge, il s'en élève, principalement lors des chaleurs intolérables de l'hivernage, un air infect, propre sans doute à la végétation, ce qu'attestent amplement la beauté et la vigueur des arbres et des plantes, mais incontestablement mortel pour l'homme.

Quelque insalubres que soient les lieux voisins des marais, l'expérience a démontré que l'air y est peu malfaisant pendant le jour; car la chaleur, en raréfiant l'air, oblige les exhalaisons de monter. Mais, vers le soir, ces effluves, condensés par le froid, retombent sur les individus qui cherchent avidement la fraîcheur meurtrière de la nuit comme un dédommagement de la chaleur du jour... Des marins étaient occupés au Bengale à couper du bois pendant le jour, et d'autres à puiser de l'eau pendant la nuit; quatre de ceux-ci furent attaqués de la fièvre des marais, et trois périrent. Les premiers n'éprouvèrent aucune incommodité, quoique soumis à un travail pénible, et exposés à l'ardeur du soleil.

III.

L'action délétère des émanations d'un terrain mouillé, marécageux est donc un fait certain et d'une importance majeure, qui réclame toute la sollicitude de la science et de l'administration..... Ici, des fièvres intermittentes qui affligeaient les populations; des épidémies graves et fréquentes qui dépeuplaient le pays, ne règnent plus, et cela depuis que les terrains marécageux qui les environnaient ont été desséchés... C'est *Paris* et *Bordeaux*, qui ne sont plus décimés par les *fièvres* depuis que l'on a détruit les marais qui environnaient ces grandes villes;

C'est *Montbrison*, qui n'est plus le prototype de l'insalubrité depuis que le zèle éclairé d'un maire a remplacé les fossés marécageux dont la ville était environnée, par des boulevards couverts de plantations et de maisons élégantes;

C'est *Bourg*, dont les habitants ont été débarrassés des fièvres obstinées qui sévissaient sur eux pendant un tiers de l'année depuis qu'on a comblé les vastes fossés pleins d'eau stagnante et fétide qui entouraient la ville;

C'est *Londres*, où les *fièvres de marais*, fièvres dont Jacques Ier, Cromwell et toute sa famille furent victimes, faisaient autrefois des ravages si considérables, qu'en 1558, une grande partie de la récolte fut perdue par le manque d'hommes en état de faire la moisson, et qu'au milieu du XVIIe siècle, les *dyssenteries*, et toute la cohorte des maladies produites par l'intoxication paludéenne, enlevaient encore en cette ville de 2,000 à 3,000 individus par an...

Et parmi tant d'autres localités, citerai-je *Nantes*, qui a été, pendant des siècles, décimée par les fièvres, alors qu'elle était entourée de douves où les eaux croupissaient;

Alors que la Fosse, habitée par des pêcheurs, n'était qu'un terrain fangeux;

Alors que la Loire arrivait sur la place Royale par une vaste issue, souvent comblée par les vases, et qu'on appelait la *fosse Saint Nicolas;*

Alors que les environs de l'Entrepôt n'étaient qu'un groupe de prairies coupées par la Chésine, ou plutôt n'offraient qu'un vaste marais qui s'étendait au-delà de Gigant, d'une part, et jusqu'à la Loire, de l'autre;

Alors que la ville recevait l'action des effluves de l'Erdre, sur les bords marécageux de laquelle Nantes était assise...

Si, dans la traverse de Nantes, grâce à l'escarpement de ses bords, et au mouvement imprimé par le courant que déterminent les écluses, l'*Erdre* ne compromet plus la santé publique, il n'en est point de même hors de la ville où, dans certains endroits, les eaux sont tellement croupissantes, comme à la baie de la *Verrerie,* au *Petit-Port* et dans la plupart des autres anses, qu'une odeur marécageuse des plus fortes et souvent infecte, surtout pendant la saison des grandes chaleurs, s'y répand au loin... Mais laissons le docteur Mareschal parler de l'Erdre :

« Pour peu qu'on examine l'Erdre avec attention, l'on » ne peut se dissimuler qu'elle ne renferme, au plus haut » degré, toutes les sources d'infection qui, dans d'autres » localités, ont souvent suffi pour faire naître les fièvres.

» La rivière d'Erdre coule sur un lit de vases tellement » épais que, dans beaucoup d'endroits, on n'a pu parvenir » à en trouver le fond solide, avec des sondes de trente à » quarante pieds.... Ce limon, qui paraît résulter de l'ébou- » lement successif des terres végétales, du détritus des ro- » chers et probablement aussi de plusieurs masses de tour- » be et de charbon de terre en décomposition, est encore » incessamment accru et contaminé par la grande quantité » de débris des végétaux et des animaux qui vivent dans » les eaux ou sur les bords. Aussi suffit-il d'agiter légère- » ment ce limon fangeux pour produire un abondant déga- » gement de gaz hydrogène carboné. »

IV.

La Sologne, contrée stérile, insalubre, funeste à la santé et à la vie de ses habitants, est cette triste région qui s'étend au midi d'Orléans, entre la Loire et le Cher, et qui occupe un espace de 460,000 hectares.

Ce pays n'offre aujourd'hui que de rares et chétives habitations, une population maladive, des marais, des bruyères et des terres incultes. Il paraît avoir été occupé jadis par une population nombreuse, qui s'y livrait à une agriculture bien entendue.... Mais les guerres de religion, qui l'ont désolé pendant plus d'un demi-siècle, ont amené la dépopulation, et, par suite, l'envahissement des eaux et des sables, et un changement profond dans les conditions climatériques.

L'état déplorable dans lequel languit cette malheureuse contrée a depuis longtemps fixé l'attention des médecins, des ingénieurs et des économistes ; mais jusqu'à présent, aucune mesure efficace n'a été accomplie pour la rendre fertile et en diminuer l'insalubrité...

Le gouvernement, en assainissant les terres insalubres de la Sologne, en canalisant les contrées marécageuses de ce pays qui sont susceptibles de l'être, va porter dans son sein la circulation et la vie ; il va arracher cette malheureuse population à la misère et aux fièvres qui la dévorent, et qui la rendait un spectacle non moins humiliant pour l'administration qu'affligeant pour l'humanité... Il a pensé, avec raison, que les causes qui empêchent les développements de l'agriculture entretiennent la misère, et qu'assainir le sol de la Sologne, c'était en même temps assurer les progrès agricoles, et améliorer l'existence matérielle de la population.

Ai-je besoin de dire que ces dépenses profiteront à l'état ; que le trésor public, dont les produits se puisent aux consommations et aux mutations de propriétés, ne manquera pas de prendre sa part de cette augmentation de valeur et de richesse.

Que de motifs commandaient donc ces entreprises, ces travaux de *salubrité publique!...* Au peu de fertilité du sol, aux maladies invétérées et meurtrières qui règnent dans la Sologne, il faut encore ajouter la dégradation morale de l'homme non moins grande que sa dégénération physique.

V.

Si, comme on l'a dit avec raison, l'aspect que la Sologne offre aux regards du voyageur est misérable ;

Si les bruyères, les landes et les terres incultes en occupent près du quart;

Si les parties cultivées ne donnent que les récoltes les plus chétives, et que les bestiaux n'atteignent guères au-delà de la moitié du poids que présentent ceux des pays voisins;

Si l'hectare ne rapporte que cinq francs de revenu net au propriétaire, et ne paiè qu'un impôt foncier de 80 centimes à l'Etat;

Si les miasmes délétères qui s'exhalent des terres incultes et des eaux stagnantes déciment impitoyablement la population qui vit dans cette contrée désolée;

Si le nombre d'habitants par kilomètre carré n'y est que de 23; s'il descend même à 11 dans certains cantons, tandis que la population spécifique du reste de la France s'élève à 61;

Si la vie moyenne, qui est de 39 ans dans la France, est de 23 années seulement en Sologne, et la race qui l'habite tellement étiolée, qu'elle ne peut jamais fournir au service militaire le contingent proportionnel qui lui est assigné par la loi; ces effets de causes, qui existent malheureusement dans plusieurs départements, s'observent sur d'autres populations, au Nord, au Midi, dans l'Ouest, partout enfin où les eaux manquent d'écoulement, partout où des marais pestilentiels empoisonnent l'atmosphère...

On serait effrayé si l'on voyait réuni dans un seul tableau le nombre réellement honteux de jeunes conscrits réformés tous les ans pour faiblesse de constitution, par suite de l'insalubrité d'une partie de notre territoire. Il y a des cantons où, sur trois hommes de 20 ans, deux sont impropres au service, soit par faiblesse, soit par défaut de taille!... Cet état doit cesser... Aujourd'hui, au sein d'une paix que, dans l'état de l'Europe, rien ne menace sérieusement, ce n'est pas seulement l'assainissement de la Sologne qu'il faut opérer, c'est celui de toutes les localités où règnent tous les ans, à quelques exceptions près, durant deux, trois ou quatre mois, des épidémies meurtrières, comme dans les départements de l'Ain, de la Charente-Inférieure, du Gard, de la Gironde, de l'Hérault, des Bouches-du-Rhône, du Var, de la Vendée et autres, produites par les marais qu'ils renferment...

Espérons que le gouvernement, qui place au rang des intérêts les plus impérieux ce que nous nommons l'*hygiène agricole*, et qui comprend que, pour le cultivateur comme pour l'ouvrier, la santé est la première condition du travail, se fera un devoir d'étendre à tous les points de notre territoire sa généreuse initiative, et qu'il fera profiter le reste de la France des bienfaits que va amener dans la Sologne l'assainissement de ses terrains marécageux.

VI.

Toutes sortes d'eau stagnantes donnent naissance aux fièvres intermittentes. Ici c'est un marais, des chemins en mauvais état ; là, c'est un étang ; ailleurs, c'est l'eau de canaux mal entretenus ; ce sont les inondations qui suivent le débordement des rivières et des fleuves ; ce sont des lacs, des pièces d'eau faites pour l'embellissement d'un jardin.

Le sein de la terre même mis à nu exhale des effluves en abondance, et cela dans les régions tempérées aussi bien que dans les contrées brûlantes... Citerons-nous le creusement du canal Maintenon sous Louis XIV, qui coûta la vie à 15,000 personnes enlevées par les fièvres ; les terrassements des chemins de fer, qui multiplient les mêmes maladies dans beaucoup de localités voisines ; le creusement des fondations de l'hôpital Saint-Lazare, qui répandit des fièvres intermittentes pendant l'automne de 1847, dans les habitations du voisinage ?... Il n'est pas jusqu'aux défrichements de terrains nouvellement soustraits à l'action des eaux qui ne dégagent des effluves en abondance.

Au nombre des eaux stagnantes dont le peu d'étendue, dans certaines localités, ne les fait pas remarquer, je dois citer les *étangs*.

Si leur influence n'est pas aussi pernicieuse que celle des terrains marécageux, il est hors de doute, pour les médecins, qu'ils sont nuisibles, par la nature même du fond sur lequels ils reposent;

Par l'usage où l'on est d'y faire rouir le chanvre, et d'y jeter les dépouilles des animaux morts;

Par l'abaissement du niveau des eaux dans les grandes sécheresses, et la mortalité consécutive des poissons de l'étang;

Par l'exposition à l'air de la vase infecte par suite de l'abaissement du niveau de l'eau...

VII.

Cette question des marais, importante pour tous nos départements qui renferment des eaux stagnantes, est capitale pour l'Algérie, puisque, comme nous l'avons déjà vu, la *colonisation* n'est que le résumé de trois autres : *assainissement, acclimatement, agriculture;* puisque tous les lieux élevés de l'Algérie sont regardés comme très-salubres, et que, dans la saison des fièvres, la ville d'Alger n'a qu'un malade sur trente habitants, tandis que les collines en ont un sur quinze et les plaines deux sur trois; puisque c'est moins au *climat* qu'aux eaux stagnantes, aux terrains mouillés qu'est due l'insalubrité actuelle de ce pays; puisqu'à l'exception des personnes qui sont prédisposées aux maladies du foie, on se fait au climat, à la température de l'Algérie, et qu'on ne peut s'accoutumer aux effluves qui produisent des fièvres pernicieuses...

Ce n'était pas le *climat* qui avait été nuisible au 10e chasseur d'Orléans, dans l'automne de 1845, lorsque sur

523 militaires, 15 soldats seulement et 3 officiers n'éprouvèrent aucune atteinte de la fièvre ;

Ce n'était pas le *climat* qui avait été mortel aux soldats de ce régiment, lorsque, du 23 septembre au 1er janvier 1846, 113 militaires succombaient par la fièvre ou ses suites ; lorsque, comme on le voit dans le rapport de la commission de l'Assemblée Nationale envoyée en Algérie en 1849, les fièvres sévissaient, dans la province de Constantine, avec une force qu'expliquaient de grands mouvements de terrain ; lorsque les hôpitaux de Philippeville, de Bone et de Ghelma furent encombrés de malades, venus des villages de l'intérieur, et que le mouvement général comprenait 2,000 fiévreux sur 4,500 âmes dont se composaient les convois ; lorsque, sur les 460 habitants de Robertville, 450 étaient frappés, et expiaient une erreur d'emplacement.

Est-ce le climat qui produisit la *fièvre* sur la presque totalité des 1,400 militaires qui, en 1837, comme nous l'apprend le docteur Trolliet, occupaient le camp de Boucarik ? Les soldats de la légion étrangère, les plus anciens et les plus acclimatés, ne purent résister à la maladie, et les arabes eux-mêmes qui, après les européens, avaient subcombé aux travaux des fossés, n'étaient-ils pas acclimatés ?...

Ecoutons le docteur Trolliet :

« Le village de Clauzel-Bourg, dont la population offrait » au printemps de 1839 de si belles espérances, n'était » plus, à la fin de l'été, que le triste tableau d'habitions ravagées par une mortelle épidémie ; hommes, femmes et » enfans avaient succombé en grand nombre. Il ne restait » que des êtres pâles, faibles et misérables, gisant auprès » de quelques mourants.

» Dans le but de dérober à la mort le reste de ces habitants malheureux, M. le comte Guyot, directeur de l'intérieur, accompagné de M. Clément, maire d'Alger, et » de quelques autres personnes, se rendit à Clauzel-Bourg...

» Tous furent atteints de fièvre...... Une saison a suffi » pour anéantir les 80 familles de Clauzel-Bourg..... Sur » 1,800 individus habitant la *Plaine*, nous avons reçu « 1131 malades, auxquels il faut ajouter ceux qui se sont » fait traiter à domicile. »

Ce n'était pas pour combattre l'influence du *climat* que les médecins conseillaient de régulariser le cours des rivières, de rétablir les égoûts, de paver des villes, de rétablir des aqueducs, de baraquer les troupes sur les hauteurs éloignées des marais.

Ce n'était pas encore le *climat* qui avait fait, pendant l'automne de 1847, que, sur 75 zouaves, 8 seulement étaient valides et en état de faire leur service, et que, sur 110 hommes de ligne, 3 seulement restaient bien portants.

Ce qui a été mortel pour eux, ainsi que nous l'ont fait connaître des médecins qui ont observé en Algérie, ce sont les effluves qui se dégagent des plaines marécageuses et qui produisent ces fièvres et ces dyssenteries qui ont décimé un si grand nombre de militaires; ce sont les ouvrages d'enceinte et de fortifications, les travaux de dessèchement, les défrichements, qui ont toujours été funestes aux premiers travailleurs;

Ce qui a été mortel pour les soldats, c'est le séjour de ces redoutes ou de ces villes naissantes qu'on a construites en ne prenant en considération que la position purement militaire sans chercher s'il existait un moyen terme qui pouvait satisfaire plus ou moins aux exigences de la topographie militaire et de *l'hygiène publique;*

Ce qui a été mortel, enfin, pour les soldats, c'est de n'avoir aperçu que le danger qui venait de l'ennemi, et d'avoir oublié celui qui venait du dedans, de l'infection perpétuelle qui s'exhale des eaux stagnantes, puisque, d'après le docteur Jacquot, nous ne perdons guère, en Algérie, que 1 homme sur 80, par suite des accidents de la guerre.

VIII.

De tous les détails dans lesquels nous sommes entrés sur l'influence délétère des eaux stagnantes, il ressort bien évidemment la nécessité, pour la santé publique, d'assainir les terrains mouillés qui existent encore en si grand nombre en France.

Que, partout où il y en a, l'administration fasse tout son possible pour arriver à leur dessèchement ; et, pour parvenir plus facilement et plus vite à ce but si désirable, qu'elle agisse par les raisons d'expropriation forcée pour cause de *salubrité publique*.... Pourquoi un propriétaire ne serait-il pas obligé d'assainir un terrain malsain, ou bien de le céder à l'état ou à des compagnies, qui y feraient faire les travaux de desséchement ? On exproprie bien pour cause d'*utilité*, pourquoi n'exproprierait-on pas pour cause de *salubrité publique ?*

Une loi, datée de 1807, existe sur le *dessèchement des marais*. Elle assujétit les propriétaires de ces sortes de biens à faire le desséchement ou à le souffrir lorsqu'ils ne veulent pas l'exécuter eux-mêmes..... Cette loi offre une telle complication que, depuis longtemps, elle paraît être tombée en désuétude. Toute son économie repose sur la *plus-value* donnée au fonds par l'opération, dont une part est attribuée au concessionnaire.

Mais pour savoir ce qu'une terre a gagné par le desséchement, il faut avoir deux termes de comparaisons ; la valeur du marais avant les travaux, sa valeur après ; ce qu'on obtient au moyen de deux estimations. La *plus-value* est ensuite distribuée dans les proportions réglées par l'acte de concession. Tel est le système adopté par la loi de 1807.

Parmi les inconvénients qu'elle présente, on a cité les difficultés que soulèvent les deux estimations, la part trop faible qu'elle fait à l'entrepreneur, la faculté qu'elle laisse au propriétaire de payer celui-ci moyennant une rente de 4 % toujours remboursable, même par dixième. Tous ces inconvéniens, et d'autres encore, ont contribué, il paraît, à éloigner les capitaux des opérations de desséchement....

Pourquoi n'applique-t-on pour les marais le système que l'on suit pour les *expropriations* des terrains à reboiser *pour cause d'utilité publique*, où, dans les six années de l'achèvement des travaux, les propriétaires peuvent rentrer dans leurs terres, mais en remboursant à l'Etat les frais d'opération ?

IX.

Il y a trois moyens de changer l'atmosphère des pays marécageux, conséquemment de faire cesser les maux qui y sont fixes, permanents : le premier est de dessécher les marais ;

Le second de les combler ;

Le troisième de les tenir submergés.

Les moyens d'assainissement varient suivant la nature des terrains, suivant la disposition des sols :

Ici, où il s'agit d'obvier aux alternatives d'inondation et de sécheresse des sols marécageux, on les maintiendra en pleine eau, ou on les comblera en y transportant des terres ;

Ailleurs, comme dans la Sologne, l'assainissement consistera dans l'établissement de canaux, l'irrigation, le marnage et le boisement..... La *marne* neutralise les effluves qui se dégagent des terrains acides et chargés de détritus végétaux et animaux en décomposition... Les *plantations d'arbres* dans les marais en diminuent l'insalubrité de plusieurs manières : ils dessèchent la terre par la succion constante de leurs racines ; ils décomposent le gaz hydrogène carboné qui s'en émane pendant l'été ; et leur ombrage est un obstacle au dégagement de ce gaz...

En Algérie, c'est par un autre système qu'on arrivera à faire disparaître l'insalubrité de la plaine.

Le docteur Trolliet, médecin en chef de l'hôpital civil d'Alger, et en même temps cultivateur et colonisateur, qui a traité, en 1844, cette question des dessèchements, dans sa *Statistique médicale de la province d'Alger,* s'élève contre les grands canaux exécutés naguère par l'administration et qui sont devenus des foyers d'infection. Il veut, au lieu d'arrêter le cours des eaux comme on l'a fait, que l'on suive les ondulations des terrains, et que l'on facilite l'écoulement des eaux par de petits canaux séparés, qui se rendraient dans les différentes rivières et ruisseaux qui traversent la plaine..... Le docteur Haspel veut que l'on agrandisse le lit des fleuves, qu'on augmente le volume de leurs eaux; que l'on s'efforce de réunir et de distribuer avec intelligence les mille torrents qui se perdent parmi les rochers et les précipices, et viennent expirer misérablement dans les basses terres, ruisseaux bourbeux d'où s'échappent ces exhalaisons malsaines, sources, dit-il, des fièvres et des dyssenteries qui désolent ce pays.....

Le *dessèchement,* qui est certainement le moyen d'assainissement le plus puissant, exige de grandes précautions : entrepris pendant la saison chaude, il est désastreux parce qu'il remue et met à nu une grande quantité de vases pestilentielles... Ces dangers ne se présentent pas quand on fait disparaitre un marais en le comblant ; aussi cette méthode doit-elle être préférée dans le voisinage des villes où la démolition des édifices et le creusement des fondations fournissent des matériaux en abondance.

X.

Si le dessèchement des *marais* doit être favorisé le plus possible par l'administration, il y a une distinction d'une haute importance à faire, distinction sur laquelle le docteur Villermé a déjà appelé l'attention.

Il ne faut pas, comme l'a dit le savant hygiéniste que nous venons de citer, pour accroître des revenus, par exemple, changer des étangs, des lacs, des marais toujours plus ou moins submergés ou mouillés, conséquemment des lieux peu ou point insalubres, en terrains dont le sol s'inonde ou se détrempe, et se dessèche alternativement tous les ans, c'est-à-dire en marais dont l'insalubrité est extrême.

D'après cela, le gouvernement, tout en autorisant les communes, propriétaires presque exclusifs des grands marais et des lacs, à les vendre pour être desséchés, ne devrait donner alors *l'autorisation que quand il se serait assuré de la possibilité d'un dessèchement permanent pendant toutes les saisons de l'année*, et sous la condition expresse d'un pareil dessèchement.

Supposons, avec le docteur Villermé, deux compagnies qui achètent, pour les convertir en terres arables : l'une, des marais qui tarissent tous les ans ; l'autre, des marais toujours submergés, ou des étangs, des lacs qui ne sont pas marécageux, et dont elle opérerait le dessèchement incomplet ou non continuel..... La première rendrait un service immense à la santé publique, en atténuant ou faisant disparaître des causes de maladies qui se renouvellent chaque année; et la seconde lui occasionnerait au contraire un notable dommage, car des épidémies plus ou moins meurtrières seraient, presque chaque année, le prix dont les populations immédiatement environnantes paieraient ce surcroit de produits agricoles.

Le 4 décembre 1793, une loi ordonna que tous les étangs dont la pente des terrains permettait le dessèchement, fussent mis immédiatement à sec.... Une des raisons sur lesquelles on s'appuya le plus fut tirée de l'air corrompu par le séjour de l'eau. Mais cette loi fut rapportée 19 mois après, le 1er juillet 1795 ; et l'un des motifs que l'on fit le plus valoir était que, dans beaucoup de localités, la suppression des étangs, en changeant des fonds de terre en *marais* qui se dessèchent après la saison des pluies, rendait l'air bien plus insalubre.... Le rapport que fit à cette occasion Creusé-Latouche, au nom du comité d'agriculture et des arts, établissait qu'il y a des lieux où, dans l'intérêt de la santé publique, de la conservation des hommes, il faut multiplier les étangs, afin de prévenir les inconvénients des marais, et faire leur part comme on fait la part du feu dans un incendie.

Quant aux conseils du médecin qui tendent à améliorer la nourriture, les habitations et les vêtements, une agriculture plus éclairée, c'est-à-dire plus lucrative, peut seule donner les moyens à l'habitant des marais de les mettre en usage... Tous ces préceptes s'enchaînent, se facilitent mutuellement, et marchent de concert au même but : l'amélioration du sol combinée avec l'amélioration physique et morale de l'homme. En desséchant les marais pour les livrer à la culture, un bétail plus nombreux donnera des produits plus forts ; d'abondants engrais multiplieront les céréales ; et le laboureur des contrées marécageuses aura enfin trouvé, dans son industrie, quelques ressources, et *cette poule au pot* depuis si longtemps promise à l'habitant des campagnes.

DES PROFESSIONS.

Les ouvriers. — Les artistes dramatiques. — Les militaires. — Les marins. — Les hommes de lettres. — Les médecins.

LES OUVRIERS.

I.

De grands dangers sont attachés au travail de certains ouvriers. S'ils n'ont point fixé l'attention des écrivains qui ne se sont occupés que des moyens d'assurer la subsistance par le travail, le médecin, à qui est réservé la noble et difficile tâche de concilier la santé avec les exigences professionnelles des diverses classes de la société, ne peut passer sous silence, dans la question immense du travail, la vie, la santé de l'ouvrier, les influences qui agissent contre lui, et le prédisposent à tels ou tels genres d'affections.

Pour se convaincre de l'influence des métiers sur la constitution, il suffit de jeter les yeux sur les ouvriers qui exercent des états différents... Quoi de semblable, par exemple, entre la peau animée, le corps robuste et accidenté de fortes saillies musculaires de l'*homme de peine* qui se livre, à l'air libre, à de violents exercices, — et le corps bouffi, sans saillies, la face pâle du *cordonnier* qui travaille constam-

ment assis, dans une chambre étroite et mal aérée?....
Si leur constitution diffère essentiellement, il en est de même de leur prédisposition aux maladies.

C'est ainsi que les *portefaix* et les forts de la halle, qui sont obligés de faire des efforts violents, sont sujets aux hernies, aux ruptures de tendons et de muscles, aux *affections du cœur*. Dans ce cas, c'est la violence des contractions musculaires de toutes les parties du corps qui occasionne la maladie; ces efforts compriment les vaisseaux sanguins, refoulent le sang vers l'intérieur, et ne permettent point au cœur de remplir librement ses fonctions.

Dans les cuves où fermente le raisin, dans les brasseries, dans les caves où il y a beaucoup de vin nouveau, il règne une vapeur subtile formée par le gaz acide carbonique. Si vous vous placez près de l'endroit où la fermentation est commencée, vous éprouvez bientôt un engourdissement des bras et des jambes, un serrement de la poitrine et du gosier; l'étourdissement qui vous frappera sera bientôt suivi de la perte de connaissance et de respiration....

L'homme qui est étendu dans ce cellier sans vie, avait respiré le gaz délétère qui règne au-dessus des cuves sous forme d'un nuage. Les exemples de cette sorte d'asphyxie sont fréquents.... C'est la mort à laquelle sont exposés les *fouleurs de vendanges* et les *brasseurs*.

Si « le tabac est divin et n'a rien qui l'égale » pour les fumeurs du moins, ces jouissances prédisposent l'ouvrier qui nous les élaborent aux coliques, aux flux de sang, mais surtout au vertige, aux maux de tête, au tremblement musculaire, à un véritable narcotisme.

On conçoit facilement qu'il en soit ainsi, quand on songe à la composition de la plante et au principe si énergique qu'elle contient, la *nicotine*, poison des plus violents...

Est-il vrai qu'à côté des inconvénients que produit la fabrication du tabac, il y ait, comme compensation, quelques effets salutaires?... Le docteur Mélier, dans son rapport sur un document officiel adressé en 1845, à l'Académie de Médecine, par le ministre de l'agriculture et du commerce, touchant la santé des ouvriers employés dans les manufactures de tabac, fait observer qu'il n'y aurait rien de surprenant ni de contradictoire à ce qu'il en fût ainsi... La plupart de nos médicaments ne doivent-ils pas aux mêmes éléments et les vertus salutaires qui les font rechercher, et les propriétés toxiques qui les rendent redoutables?

Il paraît certain que les émanations du tabac sont quelquefois salutaires. Les ouvriers sont persuadés de leur efficacité contre les douleurs rhumatismales; sont-ils pris de ces douleurs après un refroidissement, ils ne connaissent pas de meilleur remède qu'un bon somme sur un tas de tabac.... M. Mélier cite à ce propos, et à l'appui du fait, une série d'observations qui lui ont été communiquées par le docteur Berthelot, et desquelles il résulte que des cataplasmes de farine de lin délayée dans une décoction de tabac calment promptement les douleurs du rhumatisme et amènent, en moyenne, une guérison aussi prompte que la plupart des méthodes de traitement généralement employées contre cette maladie.

Le travail du tabac paraît être propre à préserver des fièvres intermittentes; il aurait eu également pour effet de préserver des atteintes de certaines épidémies: c'est ainsi qu'à Tonneins la *suette* aurait épargné presque complètement les ouvriers du tabac: il préserve de la gale...

Préserverait-il de la *phthisie?*... Pourrait-il en ralentir la marche et la guérir, comme on l'a dit?...

Tout en louant les médecins qui ont cru entrevoir une si

belle espérance de l'avoir signalée, parce qu'on ne doit rien négliger de ce qui semble pouvoir donner prise sur une maladie aussi grave, le docteur Mélier ne croit guère que l'on puisse avoir une si bonne opinion du tabac. Il n'a vu aucun fait qui l'appuie ; il en a vu de contraires.

Les *meuniers*, les *amidonniers* qui respirent dans une atmosphère pulvérulente, sont blêmes, maigres, et peuvent devenir asthmatiques, poitrinaires.

On peut joindre à ces professions, sous le rapport des molécules voltigeantes, les *vanneurs* et les *mesureurs de grains*.

Les *boulangers*, placés aussi sous l'influence de cette atmosphère pulvérulente, sont prédisposés aux mêmes maladies.

Les transitions brusques du chaud au froid, auxquelles ils passent journellement ; les mettent encore dans des conditions susceptibles de leur faire contracter plus facilement des affections graves pulmonaires...

Les *plâtriers* sont sujets également aux maladies des poumons...

D'après M. Lombard, ces ouvriers comptent 26 phthisiques sur 100, environ plus que deux fois la moyenne générale.

Le plâtre a une action d'autant plus irritante sur les yeux et les voies respiratoires qu'il est préparé plus récemment.

Ceux qui mettent le plâtre en poudre doivent, d'après le conseil de Ramazzini, travailler dans des lieux vastes, exposés à un courant d'air qui emporte les molécules les plus subtiles... Pour se préserver d'une partie de cette poussière, ils pourraient aussi se couvrir le visage d'une gaze pliée en plusieurs doubles.

Un des effets du plâtre et de la chaux sur les mains est de les rendre dures, ridées, et quelquefois même de produire des ulcères... Ramazzini avait remarqué que les plâtriers n'étaient pas sujets à la gale, et que, s'ils en étaient atteints, ils en guerissaient sans traitement.

La poussière qui voltige pendant le travail des *tailleurs de pierre,* des *carriers* et des *remouleurs*, et qu'ils respirent leur est des plus nuisible... Cette poussière, composée de particules qui se détachent des pierres, et qui pénètrent avec l'air dans les poumons, provoque ainsi la toux, donne lieu quelquefois à des crachements de sang, et peut déterminer des affections mortelles de la poitrine, que les ouvriers désignent sous le nom de *maladie des grès*, ou *maladie de Saint-Roch.*

Pour se préserver, autant que possible, de l'eflet nuisible de cette poussière, les ouvriers doivent travailler le dos au vent, de manière qu'elle soit chassée loin de leur visage.

Cette influence de la poussière est plus prononcée chez les *émouleurs* qui emploient la pierre sèche que chez ceux qui se servent de pierre humide..... Cette dernière circonstance est significative en ce qu'elle tend à mettre en évidence l'effet pernicieux des poussières minérales que fait jaillir le travail de l'émouleur et qui entrent avec l'air dans les voies respiratoires.

Dans les manufactures de porcelaine, la plupart des ouvriers qui pulvérisaient la silice au moyen de granit, succombaient aussi à la *phthisie:* l'adoption du broyage à l'eau les en préserve aujourd'hui.

L'action de la poussière minérale sur le développement de la phthisie est assez grande, et dans des statistiques qui ont été faites en Angleterre, on voit que, sur 1,000 ouvriers qui taillent l'*émery*, 500 meurent poitrinaires ; que les *greyeurs* meurent presque tous phthisiques, et qu'il en est de même des *tailleurs de pierres.*

Les *caillouteurs* (tailleurs de pierre à fusil) du département de Loir-et-Cher, mouraient presque tous de vingt-cinq à trente ans, et quand ils continuaient de se livrer à cette occupation, ils ne dépassaient jamais cinquante ans.

Les *polisseurs d'acier* sont dans des circonstances plus défavorables encore ; ceux de Scheffield ne dépassent jamais trente ans..... Smith a calculé que sur un million de polisseurs d'acier qui commencent à travailler à l'âge de douze ans, 815 mille meurent avant d'avoir atteint trente-six ans.

Il n'y a pas jusqu'aux ouvriers employés à la préparation des *allumettes phosphoriques* qui ne soient exposés à quelques dangers.

Le docteur Gendrin a insisté sur la gravité des bronchites qui affectent les ouvriers de ces fabriques. De leur côté, quelques médecins allemands ont accusé cette fabrication de produire des affections de la bouche et des os de la mâchoire, qui s'accompagnent de nécroses étendues, et se terminent souvent par la mort.

Les maladies des mâchoires remarquées en Allemagne, ont aussi été observées ailleurs. Dans la plupart des cas qui se sont présentés à Paris, le docteur Roussel a pu constater que la syphilis est étrangère au développement de la maladie, qui n'a paru qu'après un séjour d'au moins deux ans dans les fabriques. Il y avait toujours eu une ou plusieurs dents gâtées assez longtemps avant le début du mal. Les vapeurs phosphoriques n'ont point d'action sur les dents saines. La carie dentaire joue, au contraire, un rôle capital comme cause déterminante de la maladie. Celle-ci s'annonce par des maux de dents et des fluxions. Au bout de quelque temps les dents s'ébranlent et tombent. L'ouverture de la gencive, au lieu de se cicatriser, reste béante, et bientôt il s'en échappe un pus grisâtre et fétide avec salivation continuelle. Le tissu gencival se détruit ; l'os de la mâchoire, frappé de mort dans une plus ou moins grande étendue, se montre à nu dans la bouche. Le plus souvent les malheureux ouvriers succombent.

Comme mesures d'assainissement, le docteur Roussel a proposé la séparation complète des ateliers, afin de soustraire les plus considérables aux émanations phosphoriques, et l'établissement de moyens de ventilation. Il demande qu'une fabrique d'allumettes chimiques soit au moins composée de quatre corps de bâtiment entièrement séparés, dont trois à un seul étage, au rez-de-chaussée, savoir : 1° un petit pavillon pour la préparation des matières chimiques ; 2° un autre pavillon pour le *soufrage* et le *trempage ;* 3° une étuve ; 4° un corps de bâtiment plus considérable, dont le rez-de-chaussée serait consacré au *montage* des presses ou chassis et à la *mise en boîte*, la mise en paquets devant être absolument interdite.

Les *cordonniers*, qui sont obligés de travailler en faisant des efforts et en comprimant la poitrine dont ils retrécissent le diamètre vertical et antero postérieure, sont prédisposés aux maladies du cœur..... Ajoutez à cela que les cordonniers font, dans cette position contrainte, de grands efforts de bras pour tirer leur lignace, et qu'ils mettent en jeu les muscles pectoraux ; qu'enfin ils travaillent presque toujours dans des lieux étroits, malsains, où l'air, n'étant pas suffisamment renouvelé, n'est qu'un excitant médiocre pour l'organe central de la circulation.

Les jambes croisées des *tailleurs*, en mettant obstacle à la circulation, les prédisposent aussi, mais par une autre cause, aux mêmes maladies.... Je renvoie les tailleurs qui voudront connaître leur *hygiène* à un petit ouvrage de M. Ch. Place, médecin de la société philanthropique des maîtres tailleurs de Paris.

Sans parler des éboulements qui menacent sans cesse la vie des *mineurs* dans les souterrains profonds où ils travaillent, ni des gaz qui peuvent les asphyxier subitement, leur pâleur, leur bouffissure, leur disposition à l'hydropisie, aux rhumatismes, sont les effets de l'air humide et froid auquel ils sont sans cesse exposés.

Les *bouchers* se font quelquefois de graves blessures avec les instruments dont ils se servent pour couper les viandes; et leurs efforts musculaires pour soulever des animaux entiers ou leurs quartiers, les rendent très sujets aux hernies, aux anévrismes, aux ruptures tendineuses.

Les bouchers sont encore exposés à contracter les maladies dont les animaux qu'ils abattent sont atteints, comme le *charbon* et la *pustule maligne.*

Si l'habitude de travailler dans des endroits bas et humides imprime à la constitution des *tanneurs* un cachet lymphatique, leur état est loin d'être aussi dangereux qu'on l'avait supposé. Toutefois, le milieu dans lequel ils se trouvent les prédispose aux douleurs rhumatismales, et les peaux qu'ils manient peuvent leur faire contracter la pustule maligne... Il y a longtemps que Ramazzini a conseillé aux *équarrisseurs* et aux *tanneurs*, pour se préserver de cette maladie, de se laver, après leur travail, les mains et le visage, avec une eau savonneuse simple ou acidulée avec du vinaigre.

Si l'on croyait quelques auteurs qui ont écrit sur les maladies des ouvriers, celles qui affligent les *imprimeurs* seraient très-nombreuses... Dans les recherches que nous avons été à même de faire, nous n'avons constaté que la *colique de plomb,* résultat de l'imprudence de quelques apprentis qui mettaient des caractères dans leur bouche ou qui mangeaient pendant qu'ils travaillaient à la casse.

M. Chevalier, auquel l'*hygiène publique* est redevable de tant de travaux, s'est occupé aussi des *imprimeurs,* et voici les conseils qu'il leur donne. Nous ne pouvons mieux faire que de les reproduire ici...

Des conseils à donner aux maîtres et aux ouvriers imprimeurs.

Les maîtres imprimeurs doivent dans l'intérêt de l'hygiène publique et dans celui de la conservation de la santé de leurs ouvriers :

« 1° Engager les ouvriers compositeurs à se servir en temps utile de conserves dans le but de ménager leur vue.

» 2° Les faire travailler le moins possible de nuit, et remplacer dans les ateliers où l'on travaille la nuit, l'usage de la chandelle par celui des lampes, afin non seulement de soulager la vue des ouvriers, mais encore dans un but de salubrité, la combustion des chandelles donnant lieu à une insalubrité facile à constater.

» 3° Exiger que l'air soit renouvelé dans les ateliers surtout au moment où on les nettoie.

» 4° Faire contracter aux compositeurs l'usage des tabourets, puisqu'il semble démontré que les ouvriers peuvent travailler assis.

» 5° Faire connaître à leurs ouvriers l'avantage qu'il y a pour ceux qui éprouvent un gonflement des jambes, de faire usage de *bas lacés*.

» 6° Faire connaître aux apprentis et aux compositeurs les inconvénients qui peuvent résulter pour eux, de tenir dans la bouche des caractères, puisqu'il peut s'ensuivre la maladie connue sous le nom de *colique de plomb*.

» 7° Leur recommander de se laver les mains avec de l'eau savonneuse, soit avant de manger, soit lorsqu'ils doivent quitter l'imprimerie.

» 8° Recommander aux ouvriers qui se sont blessés, de panser les blessures avec soin et de les tenir avec propreté ;

» 9° Faire entretenir dans les salles de travail, pendant

la saison froide, une température convenable et qui ne soit ni trop basse, ni trop élevée ;

» 10° Etablir les ateliers dans des lieux vastes, aérés, et non humides, et n'y point faire sécher les feuilles sortant de dessous la presse ; ces feuilles, en séchant, sont nuisibles à la santé des ouvriers, en ce qu'elles lès tiennent dans une atmosphère chargée d'humidité. »

M. Chevalier, s'adressant ensuite aux ouvriers imprimeurs, leur conseille de prendre les précautions suivantes :

« 1° Renouveler l'air des salles dans lesquelles ils travaillent en ouvrant les croisées pendant la nuit, en ayant soin que, pendant le jour et surtout le soir, il y ait un courant d'air assez grand pour que l'air vicié par la respiration, par les émanations de l'homme, par la combustion des chandelles, puisse être remplacé par de l'air pur venant du dehors ;

» 2° Se reposer pendant quelque temps lorsqu'ils éprouvent les uns des maux d'yeux, les autres de la lassitude, de la fatigue, des courbatures, etc. ;

» 3° Se préserver des mauvaises habitudes, qui, une fois contractées, sont difficiles à perdre ; ces habitudes sont connues dans les imprimeries sous le nom de *tics*. Ces tics n'aident en rien l'ouvrier, et on a remarqué que les plus habiles n'en ont pas contracté ;

» 4° Avoir soin de ne pas passer, lorsqu'ils ont chaud et qu'ils sont en sueur, d'un lieu dont la température est élevée dans un lieu froid, sans prendre la précaution de se vêtir, en se garantissant ainsi d'un refroidissement subit qui peut donner lieu à des maladies inflammatoires ;

» 5° Travailler avec modération, car un travail pénible (celui de la presse par exemple), fait outre mesure, donne lieu à un épuisement des forces, qui ne permet plus à l'ouvrier de travailler lorsqu'il avance en âge, et qui le met dans la nécessité de vivre de privations, et dans un état voisin de la misère ;

» 6° Se vêtir d'une manière convenable et de façon à n'avoir ni trop froid, ni trop chaud ; porter des chaussures qui puissent conserver aux pieds une douce chaleur. Si l'on travaille dans un lieu frais et humide, on doit mettre des sabots pendant le temps du travail ;

» 7° Vivre convenablement et avec tempérance ; ne pas faire d'excès pendant plusieurs jours de la semaine, faisant suivre ces jours de débauches de travaux pénibles et fatigants, en se privant, par suite de dépenses folles, d'une nourriture saine et substantielle, qui est nécessaire à l'ouvrier ;

» 8° Se livrer les jours de repos à des promenades en plein air, à des courses, à des jeux gymnastiques qui permettent le développement des muscles. »

Les *plumassiers*, les *chapeliers*, etc., sont prédisposés à la *phthisie pulmonaire*; mais par une cause toute spéciale... Dans ce cas, ce sont de petits corps soyeux qui, fixés sur la trachée-artère et les bronches, y occasionnent un chatouillement incommode, suivi d'une toux habituelle et fatigante.

Les *cardeurs de matelats*, exposés à avaler la poussière qui sort de la laine qu'ils battent et qu'ils secouent pour la rendre plus élastique, doivent détourner le visage de dessus leurs cardes, parler le moins possible pendant qu'ils travaillent, et avoir le soin de se placer contre une ouverture le dos au vent.

Le métier des *briquetiers* est pénible. Les israélites, dans leur esclavage en Egypte, étaient condamnés à faire des briques (ramazzini).

Occupés toute la journée à former l'argile en briques, à les dessécher au soleil, et enfin à les cuire dans des fours pour les durcir, les *briquetiers*, comme les *chaufourniers* et les *verriers*, sont exposés aux inflammations de poitrine, qu'ils contractent fréquemment en cherchant imprudemment à apaiser, par la respiration d'un air frais, la chaleur qui les dévore.

Les *horlogers*, qui travaillent à des objets très-fins et très-brillants;

Les *forgerons*, les *serruriers*, les *armuriers* et *maréchaux-ferrants*, qui reçoivent à chaque instant l'impression d'une vive lumière, sont prédisposés à la myopie, aux ophthalmies chroniques, à l'amaurose, à la cataracte.

Les paillettes qui s'échappent du fer lorsqu'on le bat rouge; les particules déliées de fer et d'acier que la lime disperse assez loin contribuent encore à irriter l'organe de la vue..... Le père de Démosthène, qui était *armurier*, étant devenu chassieux par l'éclat du feu ardent, et ne voulant pas que son fils eût une incommodité semblable, lui fit quitter la forge, les tenailles et l'enclume, et l'envoya chez un rhéteur.... C'est à la crainte d'une ophthalmie que nous devons ce grand orateur. (Dr PATISSIER.)

Les *opticiens* qui essaient journellement des lunettes et des microscopes sont également exposés aux maladies des yeux.

Les ouvriers travaillant le *cuivre* sont divisés en trois catégories : les charbonniers, les fondeurs et les poêliers. La *colique métallique* est assez rare chez les ouvriers de la première catégorie, un peu moins dans la deuxième et plus commune dans la troisième.... Toutefois, elle est aujourd'hui moins fréquente chez ces ouvriers qu'elle ne l'était autrefois.

Les *doreurs* sur métaux sont exposés aux vertiges, à la paralysie.

Avant l'usage du fourneau d'appel de Darcet, très peu de ces ouvriers vieillissaient dans leur métier.... Ils avaient des tremblements des mains, du cou; leurs dents tombaient, leurs jambes étaient mal assurées, et s'ils résistaient quelque temps, leur état devenait si malheureux que la mort leur paraissait préférable, et qu'ils la désiraient avec empressement.

Dans les *actes de Copenhague*, on trouve une belle observation sur un Allemand qui passait sa vie à dorer des lames de métal.... Ce malheureux, n'ayant pas pris assez de précautions pour éviter les fumées mercurielles, fut attaqué d'un vertige très violent, d'un serrement de poitrine considérable, et d'asphyxie; son visage était cadavéreux, ses membres étaient agités de convulsions, et on le croyait mort, lorsque des potions le firent transpirer et le rendirent à la vie.

Quelques précautions, consistant dans la courte durée du travail journalier interrompu par des ablutions et la respiration à l'air libre, le changement fréquent des habits, les repas au grand air, les bains souvent renouvelés suffisent aujourd'hui pour rendre l'état de *doreur* aussi peu insalubre que les professions ordinaires.

Les *argenteurs*, les *constructeurs de baromètres*, les *miroitiers* qui mettent les glaces au tain; les *chapeliers* employés au *secrétage* des poils; les ouvriers qui travaillent les cendres des orfèvres sont exposés aux mêmes maladies que les doreurs sur métaux.

Les *Peintres* qui portent imprudemment leurs pinceaux à la bouche; les *plombiers* et les *fondeurs de caractères* sont tous prédisposés à la *colique de plomb*, à des paralysies partielles.

Le danger est encore plus grand parmi les ouvriers appelés à préparer les sels de plomb; il y en a qui sont exposés à d'affreuses maladies, à de terribles accidents à de véritables empoisonnements ; tels sont ceux que la misère et la faim conduisent dans certaines fabriques de *blanc de céruse*.....Des douleurs atroces et de pénibles vomissements d'abord, puis la paralysie des extrémités, l'affaiblissement de l'intelligence, et même stupidité complète, convulsions, marasme, et mort dans un affreux état de dépérissement: voilà le sort des malheureux que la nécessité conduit dans ces usines empoisonnées.

On lit dans le Cours de Chimie de M. A. Bobierre :

« En dix ans, de 1838 à 1848, les hôpitaux de Paris — et Paris ne compte que deux fabriques de céruse et de minium — ont reçu 3,142 malades atteints de coliques saturnines ; sur ces 3,142 malades 2,030 sont sortis des hôpitaux guéris ou soulagés, 112 ont succombé, et quelquefois avec une telle rapidité, qu'ils sont morts le jour de leur entrée dans les salles, sans pouvoir donner de renseignements sur les causes de leur maladie ; un de ces malheureux a même succombé sur la voie publique en se rendant à l'hôpital.

Sur ces 3,142 malades, on comptait 1898 ouvriers travaillant soit au blanc de plomb, soit au minium :

712 peintres ;
63 broyeurs de couleurs ;
10 ouvriers préparant les cartes de porcelaine.

Les 112 décès ont porté :

86 sur les ouvriers travaillant au minium et au blanc de plomb ;
13 sur les ouvriers peintres ;
1 sur les broyeurs de couleurs ;
1 sur les lamineurs de plomb ;
1 sur les imprimeurs ;
1 sur les ouvriers en papiers peints ;
1 sur un ouvrier préparant les cartes en porcelaine ;
1 sur un ouvrier potier de terre ;
6 sur des ouvriers qui ont été tellement malades qu'on n'a pu avoir de renseignements ;

Enfin, sur un ouvrier qui succomba sur la voie publique. »

Ces faits ont été signalés à l'administration. La science, par l'organe du docteur Tanquerel-des-Planches, qui s'est dévoué avec un zèle digne des plus grands éloges à l'étude des maladies de plomb, avait fait connaître des moyens hygiéniques qui ont diminué, dans les fabriques dans lesquelles on prend ces précautions, l'intensité du mal.

Diminuer était beaucoup assurément ; mais cela ne suffisait pas; il fallait trouver une substance inoffensive pouvant remplacer la *céruse* dans ses différents emplois.

Il y a environ quarante ans, MM. Mollerat avaient proposé, conformément à l'idée émise par Guyton-Morveau à ce sujet, de substituer l'oxide de zinc au carbonate de plomb dans la peinture.... Depuis, en 1821, M. Lassaigne indiqua à plusieurs artistes et savants, les avantages de cette substitution ; il prépara même à cet effet un *blanc de zinc*, qui servit à Poncecamus pour l'exécution d'un portrait. Les huiles employées dans cette occasion furent rendues plus siccatives par *l'addition du sulfate* et de *l'acétate de zinc.*

Il était réservé à un fabricant de Paris de déterminer une révolution complète dans la substitution de blanc de zinc au blanc de plomb.... Peintre en bâtiments et vivant depuis son enfance au milieu des ouvriers de cette profession, M. Le Claire s'est livré à des recherches ayant pour objet la substitution d'une substance inoffensive aux matières toxiques dont on fait journellement usage dans la peinture. Le 24 janvier 1848, il adressa un travail à l'académie des sciences dans lequel il disait qu'après bien des recherches infructueuses, il avait trouvé dans le *blanc de zinc* les qualités du blanc de plomb, sans aucun de ses inconvénients ; que la fabrication et l'emploi du blanc de zinc n'ont aucune action nuisible sur la santé ; qu'il était arrivé à compléter la gamme des couleurs inaltérables par la substitution des couleurs inoffensives et inaltérables à toutes celles qui avaient le cuivre et le plomb pour base, de telle façon qu'il pouvait affirmer que la santé d'un grand nombre d'hommes pouvait être épargnée sans aucune perturbation dans leur profession.

Le gouvernement s'est préoccupé de cette question, et dans le mois de mars 1853, le ministre de l'intérieur réunissait, sous sa présidence, les deux comités d'hygiène publique et des arts et manufactures, pour leur soumettre l'importante question de la substitution du *blanc de zinc* au *blanc de plomb*, ou céruse, dans les travaux de peinture des bâtiments.

Une sous-commission, prise dans le sein de cette assemblée, fut chargée de préparer les éléments de la discussion.

En présence de cette initiative du gouvernement, les intérêts qui se sentirent menacés s'émurent.... Un des principaux fabricants de céruse de France, M. Bezancon, d'Ivry, (Seine) adressa aux membres de la commission quelques réflexions concernant la substitution du blanc de zinc au blanc de plomb, et qui tendaient à prouver que la fabrication de la céruse, bien conduite, bien organisée, devait être aujourd'hui exempte de tout danger; que, s'il y avait des établissements mal montés, l'administration devait les surveiller activement et exiger d'eux toutes les améliorations qui existent dans beaucoup de fabriques; qu'elle se montre, sous le rapport de la salubrité, rigoureuse, inexorable, et qu'ainsi elle arrivera pour tous au *résultat* que quelques fabricants se sont toujours *proposé* et qu'ils ont si heureusement obtenu.

Ces perfectionnements, qui portent à la fois sur les procédés de fabrication et sur les précautions personnelles imposées aux ouvriers, consistent dans la substitution des machines à la main de l'homme, et des appareils clos à l'exposition à l'air libre. Ils ont principalement pour but de mettre l'ouvrier à l'abri des poussières du plomb.

La sous-commission qui avait été chargée de faire un rapport sur cette question, émit l'opinion qu'il n'y avait pas lieu d'interdire la *fabricaiion de la céruse*, les perfectionnements introduits dans cette fabrication lui ayant enlevé, d'une manière à peu près complète, son insalubrité et ses dangers; mais qu'il importait que l'administration prît des mesures efficaces pour que ces perfectionnements eussent été adoptés dans toutes les usines, et que celles-ci eussent été l'objet d'une surveillance spéciale;

Qu'il n'y avait pas lieu d'interdire *l'emploi de la céruse* dans les travaux de peinture, car des précautions pouvaient mettre, jusqu'à un certain point, les ouvriers à l'agri des poussières de plomb, et que d'ailleurs pour cet usage particulier, la substitution du blanc de zinc au blanc de plomb tendait à s'opérer naturellement; que l'appui du gouvernement et la différence des drois perçus sur le plomb et sur le zinc favorisaient cette transformation, sans perturbation violente, sans atteinte portée à la liberté du commerce;

Que l'interdiction de la *fabrication* et de *l'emploi* de la céruse dans les arts et dans l'industrie auraient eu, de plus, l'inconvénient de susciter les plus graves difficultés, au point de vue de l'état des finances et de la légalité.

La sous-commission, à laquelle on adjoignit deux architectes, fut chargée de rédiger un avis dans l'intérêt de la santé des ouvriers :

En ce qui concernait la *fabrication* de la céruse, le projet d'un règlement et d'une instruction qui eussent été d'une application pratique;

En ce qui concernait l'emploi de la même substance, un projet d'instruction, à répandre à grand nombre d'exemplaires, afin de propager la connaissance des moyens préservatifs et d'en recommander l'usage aux ouvriers, et, s'il y avait lieu, un projet de dispositions réglementaires.

II.

La prédisposition des ouvriers aux maladies arrive aussi par des excès dans tous les genres : ainsi, excès de nourriture, excès de boisson, excès de travail, les conduisent souvent, quoique par un chemin différent, à la maladie.

Parlerons-nous des intempéries des saisons, auxquelles les ouvriers s'exposent journellement et contre lesquelles ils ne prennent aucune précaution ?... Voyez-les au travail : leur corps est baigné de sueur ; ils se dépouillent de leurs vêtements et s'exposent imprudemment à des courants d'air. Mais ce n'est pas toujours en vain qu'ils transgressent ainsi les lois de l'hygiène : des catharres, des rhumatismes et des inflammations mortelles des poumons, ne sont que trop souvent la suite de ces imprudences.

L'agglomération d'un grand nombre d'ouvriers, nécessaire dans quelques industries, devient aussi, pour ceux qui les exercent, une puissante cause de maladie ; car la respiration de tant de personnes réunies dans un étroit local vicie l'air... Ce n'est pas toujours d'une manière subite que cette action délétère produit ces fâcheux effets ; c'est parfois à la longue et insensiblement : aussi voit-on les ouvriers pâlir, puis leur visage prendre une teinte plombée à mesure qu'ils sont plus anciens dans l'établissement.

Dans la classe ouvrière, on voit encore une multitude d'individus qui exercent des professions sédentaires, languir dans l'étiolement..... habitant la semaine entière des lieux obscurs et resserrés, et respirant un air impur, les ouvriers recherchent la campagne avec une avidité toute particulière.... Le dimanche est à peine arrivé que chacun s'échappe de sa maison, comme pour éviter un supplice, et se dirige vers les lieux qui lui permettent de prendre de l'exercice en plein air.

Cette détermination à laquelle l'instinct prend d'abord plus de part que le raisonnement, aurait, pour le délassement du corps et le renouvellement des forces, le résultat le plus heureux si, dans l'endroit où l'on cherche un air pur, l'on ne trouvait des *guinguettes*, qui font malheureusement oublier, à un certain nombre d'ouvriers, la première destination de la promenade, et d'où plusieurs ne sortent que dans un état plus funeste par ses suites que celui auquel on espérait remédier en quittant la ville.

Le *dimanche,* qui devrait être un jour de repos, est presque toujours un jour de réaction violente du plaisir contre la peine, de la liberté contre la contrainte... L'ouvrier, attaché depuis six jours à un travail fatigant, se livre le septième jour, non au repos, mais souvent à des excès qui dévorent chez quelques-uns le salaire qui devait faire vivre la famille, et ils ruinent leur santé dont ils auraient besoin pour nourrir leur femme et leurs enfants..... On ne saurait trop, surtout, blâmer ceux *qui font le lundi*, comme ils disent, c'est-à-dire se reposent des excès de la veille et s'enivrent de nouveau.

On comprend quelle concorde doit régner dans le ménage, quand le mari rentre ivre, après avoir dépensé la moitié de son salaire !

III.

Si nous avions voulu passer en revue tous les métiers qu'exercent les ouvriers, nous aurions trouvé dans tous des causes de maladies ; il nous eût été facile aussi de donner des préceptes pour combattre les influences qui agissent sur leur santé...... Mais ce sujet, plein d'intérêt sans nul doute, puisqu'il regarde une classe nombreuse de la société, ne pouvait trouver une large place ici, et demanderait à être traité dans un *cours public*, où chaque spécialité serait considérée avec les développements que comporte une pareille matière.

Un cours de cette nature nous semble d'un trop haut intérêt pour ne pas désirer et exprimer ici le vœu qu'on institue dans les villes *des chaires d'hygiène,* comme on institue des chaires de latin, de grec, de mathématiques.... Dans une instruction publique bien entendue, l'hygiène devrait être le point de séparation nettement posé entre les connaissances que peuvent et que doivent acquérir tous ceux qui cultivent leur intelligence, et celles qui ne peuvent appartenir qu'aux hommes voués exclusivement à l'étude de la médecine.

Il est triste de le dire, mais c'est la vérité : l'*hygiène*, qui devrait être partout, n'est nulle part au milieu de nous... Aussi voyez quelle ignorance et surtout quelle négligence des choses les plus essentielles!... Tout le monde convient qu'une bonne hygiène serait la principale condition dans le traitement des maladies. Entrez cependant dans les salles d'hôpitaux : les femmes en couches y meurent de l'hospice et non pas de l'accouchement; les petits enfants y meurent de l'encombrement, du mauvais air, du mauvais lait; les vieillards y meurent de froid... Trouve-t-on dans une salle un thermomètre, un hygromètre, un eudiomètre?... Analyse-t-on les gaz qui s'y répandent?... Quand on construit de nouveaux hôpitaux, que cherche-t-on, sinon à concilier, s'il se peut, les améliorations inévitables que le bon sens impose, avec le besoin bien autrement impérieux de l'économie?... On ne tarirait pas sur ce sujet.

LES ARTISTES DRAMATIQUES.

I.

Si le milieu dans lequel se trouvent placés les artistes dramatiques a fourni aux romanciers de nombreux tableaux de mœurs, l'état d'acteur, avec ses incidens, ses péripéties innombrables, ses joies, ses douleurs, ses triomphes et ses catastrophes, offre au médecin la matière d'utiles et importantes considérations hygiéniques.

Tout, en effet, dans ce sujet artistique et professionnel, intéresse la science : c'est le théâtre lui-même, comme nous le dirons avec plus de détails en parlant des édifices publics, où un air peu renouvelé, et rarement en contact avec les rayons du soleil, exerce sur les acteurs une action nuisible ;

C'est l'air froid qu'ils respirent dans les coulisses et les corridors qu'ils traversent pour se rendre à leurs loges ;

C'est l'influence de leurs études et de leur jeu sur la santé;

Ce sont leurs passions, leur régime et leurs excès.

Un médecin a toujours quelque chose à conseiller à ces teints pâles, à ces yeux caves, à ces figures amaigries, à ces voix sans fraîcheur et sans force.... Ce sera la *jeune première* à laquelle il sera obligé de recommander de se vêtir chaudement parce que les coulisses et la scène sont mal protégées contre le froid et l'humidité.

A une autre, il aura à dire que ses crises de nerfs tiennent à une influence particulière, à la jalousie que fait naître une jeune débutante.... Le médecin n'a pas de médicaments contre ce mal : ici, il faut qu'il fasse de la médecine morale, de cette médecine où le savoir entre pour moitié, et l'art de consoler, de faire espérer pour l'autre moitié.... C'est près de l'actrice jalouse du talent d'une rivale qu'il faut alors toucher avec délicatesse la corde des angoisses secrètes ; amortir son chagrin ; entretenir des illusions ; rappeler les éloges qu'elle a reçus, les qualités qui la rendent bonne comédienne ; traiter d'erreur éphémère du public les bravos qui l'ont affligée; lui donner à penser que c'est de l'engouement qui ne durera pas, et qu'on viendra bientôt à elle.

A combien d'artistes ne doit-il pas repéter qu'un teint délicat, que de nocturnes orgies ont de bonne heure flétri, ne refleurit pas sous l'influence de continuelles débauches;

qu'une santé qui languit par les excitations désordonnées, ne se retrempe point dans un tel élément.

A plusieurs, il est obligé de faire connaître qu'au nombre des causes qui peuvent nuire à la voix, les excès jouent un rôle important, et de leur rappeler que beaucoup de chanteurs sont descendus d'une position fort honorable sous le rapport du talent, dans un état d'abrutissement déplorable, par suite de leurs désirs immodérés pour les plaisirs des sens.

Le docteur Brouc s'est livré d'une manière toute spéciale à l'étude de la profession d'artiste dramatique; il en a recherché avec soin les avantages et les inconvénients sous le rapport de la santé; il a fait connaître les règles hygiéniques; il a prouvé l'importance de ces préceptes, afin de démontrer que tout artiste qui s'en écarte s'expose à perdre sa santé, son avenir et son bonheur.

Il faut lire dans l'ouvrage de ce médecin les ravages que font les excès;

Toutes les santés qu'ils débilitent;

Toutes les peaux qu'ils rident avant l'âge;

Tous les teints qu'ils flétrissent;

Toutes les organisations qu'ils détériorent.

Vous y verrez qu'ils détruisent insensiblement la voix; qu'ils affaiblissent l'imagination, — énervent l'énergie de la volonté, — diminuent l'amour-propre, — ravissent l'aptitude au travail et le temps nécessaire pour l'étude; qu'ils réduisent leurs victimes dans un état pitoyable d'anéantissement physique et intellectuel, de dégradation morale.

Il suffit à l'artiste, pour se convaincre de la réalité de ces assertions, de jeter ses regards autour de lui :

Celui-ci n'a qu'une voix éteinte et tremblante, pour avoir fait abnégation de ses forces au profit de plaisirs violents et destructifs.

Celui-là n'a plus qu'une voix rauque, des intonations dures

et grossières, pour avoir consumé son existence délabrée à la poursuite de sensations désordonnées...

Ici, l'erreur n'est pas possible ; car, comme on l'a dit depuis longtemps, la voix est l'hygromètre de la sobriété, et il est difficile que la moindre violation des préceptes de l'hygiène ne soit pas révélée par cet organe fidèle. C'est lui qui se voile, qui devient tremblant, incertain, sourd, dur, indocile, bien avant que les autres parties du corps aient manifesté leur souffrance. Les exemples ne manquent pas dans l'ouvrage du docteur Brouc.

II.

Si les passions qui subjuguent les artistes dramatiques sont nuisibles à leur santé, à leurs talents, celles qu'ils sont chargés d'exprimer peuvent aussi être considérées comme des causes de maladies... Je ne parle pas d'un artiste vulgaire qui fait seulement un métier, grimaçant son rôle avec plus ou moins de succès; qui, à peine quittant les planches et le costume, dépose en même temps toute idée du personnage dont l'expression et le caractère lui étaient confiés. Mais il s'agit de comédiens doués d'une constitution éminemment sensible et irritable, qui conçoivent le sublime de leur profession, qui ont la passion de leur art : il est certain que ces hommes s'exposent à des causes de maladie, s'ils ne veillent sans cesse sur eux-mêmes, s'ils se laissent aller dans mille occasions à l'ardeur de leur jeu, au feu de l'expression scénique, sans soins et sans précaution.... Les exemples abondent : Molière, jouant le *Malade imaginaire*, mourut d'un crachement de sang; Montfleury, en jouant Oreste dans *Andromaque*, a eu le même sort ; un gentilhomme anglais, passionné pour la *Zaïre* de Voltaire, expira en jouant le rôle de Lusignan.

Mais revenons à Molière ; son histoire médicale est celle de beaucoup d'autres comédiens.

Malgré son apparence de forces physiques et son énergie

morale, Molière était d'une santé délicate. Sa poitrine avait toujours été faible et susceptible; de bonne heure, il avait eu des fluxions avec crachements de sang..... pendant une crise d'oppression, on l'avait saigné jusqu'à quatre fois dans un jour..

Une vie douce et régulière, et surtout une tranquillité d'esprit, aurait pu arrêter le mal dans sa naissance, ou du moins en rendre les progrès moins rapides; mais semblable en cela aux médecins eux-mêmes, il n'avait pas le temps de se constituer malade..... les hommes de cette nature, d'ailleurs, peuvent-ils ralentir leur activité et tempérer leur ardeur pour la gloire?

D'une autre part une grande tendresse de cœur, une complexion nerveuse, impressionnable, ne l'engagaient que trop fréquemment dans des liaisons funestes à sa santé, et le genre de passion qui aurait pu faire le bonheur de sa vie, n'en fit que le tourment.

Molière consentait à s'éloigner des sociétés que formaient de son temps l'amour du vin et de la bonne chère. Il se décidait bien à ne vivre que de lait, à garder même, par précaution, le silence dans le monde, pour ménager sa poitrine et ses forces; mais il ne savait pas s'imposer les deux seules privations qui eussent pu arrêter les progrès de ses souffrances : il continua d'être amant et comédien.

Marié à l'âge de 42 ans à une jeune actrice de 18 ans, dont il était horriblement jaloux et non sans motif, a-t-on dit, Molière multipliait, à son grand détriment, les preuves de la passion qu'il avait pour elle, dans l'espérance de fixer son inconstance..... Ses douleurs s'en accrurent, et elles l'aigrirent chaque jour davantage contre la médecine, qu'il accusait d'impuissance, lorsqu'il aurait dû s'accuser lui-même d'indocilité..... Quand il a composé le *Malade imaginaire*, il était souffrant : on peut bien alors regarder cette pièce comme un testament *ab irato* contre un art qui ne pouvait plus rien pour lui..

III.

Relativement aux préceptes à suivre pour conserver leur voix, je renvoie les artistes dramatiques à l'ouvrage du docteur Brouc, où ils trouveront mille détails dans lesquels je ne puis ni ne dois entrer.... Ils y verront que les moyens hygiéniques de conserver la voix consistent — à étudier ses rôles, plus souvent mentalement qu'à haute voix; — à garder le silence le plus complet possible, soit chez soi, soit dans les coulisses et dans sa loge, le jour que l'on doit paraître sur la scène; — à éviter de parler ou de chanter au grand air, surtout lorsqu'on sort de parler ou de chanter dans un endroit plus resserré et plus chaud; — à savoir assez bien son rôle pour n'avoir pas besoin d'être près du souffleur et par conséquent de la rampe, d'où de noires, d'épaisses et d'âcres vapeurs, sortant des quinquets et se mêlant à l'air que respirent les acteurs, altèrent plus ou moins l'acte respiratoire, irritent les bronches et le larynx.

Ils y verront que les moyens artistiques de conserver la voix consistent principalement — à chanter ou à déclamer du ton le plus naturel, proportionnellement aux dimensions de l'espace dans lequel on parle ou l'on chante, sans forcer irrégulièrement la voix; — à prendre convenablement ses respirations, soit longues, soit courtes, et à toujours se rappeler qu'on représente artistiquement un personnage qui ne doit être vu qu'à travers le prisme de l'art; — à se livrer au débordement de la voix, les plus grands en apparence, sans perdre un seul instant de vue la justesse des intonations; — à figurer les passions les plus désordonnées, sans dépouiller un seul instant sa raison; — à rendre les révolutions les plus effrenées du cœur, sans oublier un seul instant le frein qui doit guider la physionomie et les gestes dans leur beauté artistique.

Ils y verront que les *moyens artistiques de réparer les*

désavantages d'une voix désagréable, sont avant tout — de s'étudier à prononcer distinctement toutes les syllabes, à les cadencer d'une manière toujours harmonique, — à ne laisser sortir le son qu'après l'avoir modifié heureusement dans sa bouche et dans ses fosses nasales, — à attaquer préférablement les notes graves de sa voix, — à se pénétrer toujours des sentiments réels de son rôle, afin de ne point s'épuiser à en représenter de factices, — à réparer, enfin, par la vérité de son accentuation expressive, l'éclat qui lui manque.

Ainsi Mme Dorval, que la nature n'avait pas traitée en enfant gâté du côté de son appareil vocal, savait pourtant faire oublier parfois cette imperfection, à force de sensibilité et de pathétique.... N'avait-elle à dire que des paroles indifférentes, sa voix vous frappait pour vous laisser quelques regrets.... S'animait-elle d'une passion véhémente, on ne pensait plus à sa voix : c'était l'actrice seule que l'on voyait, ou plutôt elle disparaissait, et on n'apercevait plus, on ne sentait plus que la passion elle-même toute énergique et toute palpitante.

IV.

Les artistes dramatiques doivent être doués, en général, d'une bonne organisation pour que les fatigues de la scène n'influent point d'une manière fâcheuse sur leur constitution ; chez les chanteurs surtout, cette condition physique est indispensable..... Grétry n'échappa à une mort prématurée que par les plus sages précautions.... Laissons-le parler.

« Je vomis le sang, dit-il, en sortant d'un concert où j'avais chanté un air fort haut de Gallupi ; il s'est renouvelé à chaque ouvrage que j'ai fait.

» Je me rappelle une conversation que j'eus à Paris avec le docteur Tronchin. « Je vois, me dit-il, comment vous vivez : vous êtes sobre, vous suivez le régime que je vous ai prescrit, pourquoi donc les rechutes continuelles!... Il faut que vous me disiez comment vous faites votre musique..... — Mais comme on fait des vers, un tableau, je lis, je relis vingt fois les paroles que je veux peindre avec des sons ; il me faut plusieurs jours pour échauffer ma tête ; enfin je perds l'appétit, mes yeux s'enflamment, l'imagination se monte ; alors je fais mon opéra en trois semaines ou un mois.

» — Oh ciel! dit Tronchin, laissez-là votre musique, ou vous ne guérirez jamais.

» — Je le sens, lui dis-je, mais aimez-vous mieux que je meure d'ennui ou de chagrin? »

Il est incontestable, l'exemple de Grétry et de plusieurs autres musiciens le prouvent, que l'exercice de la voix, du chant, des instruments à vent peut nuire à la poitrine; mais seulement chez ceux qui l'ont faible, délicate, et alors ce n'est pas seulement la musique ou la déclamation qui leur est contraire : la course, la danse, les mouvements violents du corps, les agitations de l'âme, tout leur est funeste, tout réagit sur un organe faible, l'affecte, l'endommage, le détruit...... Une poitrine bien constituée ne redoute point l'exercice même fréquent du chant et de la déclamation. On ne voit point, en effet, dans la chaire, au barreau, les prédicateurs, les avocats, être moissonnés par la *phthisie pulmonaire*; et cette foule d'acteurs qui déclament et qui chantent, et dont un savant statisticien, Benoiston de Chateauneuf, n'a pu relever, en dix années, sur les régistres de quatre hôpitaux de Paris, que dix-huit chanteurs et six chanteuses, atteints de diverses maladies, prouvent assez que le chant et même les cris sont sans danger pour de robustes poumons.

D'après M. Lombard (de Genève), qui fonde son opinion sur le résultat comparatif d'un grand nombre de recherches faites en France, en Allemagne, en Suisse, par divers hommes de mérite, la phthisie, que l'on croyait l'effet possible ou probable d'un trop grand exercice de la voix, aurait été faussement attribuée à cette cause.... Au contraire, selon cette hygiéniste, elle serait très rarement, et par exception, l'apanage des professions qui font un grand usage de la parole, tels que les avocats et les acteurs. Il y a plus, nous l'avons souvent observé, par l'exercice bien dirigé de la voix, à l'aide d'une étude prudente et graduée, on peut arriver à donner, non-seulement de la force et du développement à une voix qui était destinée à rester débile et insuffisante, mais encore, ce qui est bien précieux, une force nouvelle et un état florissant de santé à une poitrine primitivement délicate et faible.... C'est surtout ici qu'il faut un maître habile, et que les conseils du médecin sont nécessaires.

V.

Si les artistes dramatiques sont rarement atteints de maladies pulmonaires, ils sont exposés néanmoins à l'enrouement, à l'*aphonie*, ou seulement à une diminution dans le volume, l'étendue ou la justesse de la voix....

Ces indispositions sont très-graves pour les chanteurs puisqu'elles les privent d'exercer leur profession, ou au moins de l'exercer avec la même perfection... Le docteur Mérat a soigné des cantatrices qui étaient désolées de ce que leur voix avait baissé de quelques tons, et où il n'appercevait rien de changé ; on en a vu obligées de quitter le théâtre pour cette circonstance.

Ramazzini a connu à Modène la fameuse cantatrice Salicola-Scevina, qui, après avoir beaucoup chanté, fut prise d'un enrouement considérable auquel elle devint sujette lorsqu'elle exerçait sa voix pendant longtemps.

De même que chez l'enfant l'éruption d'une dent va jusqu'à provoquer la toux par l'extention de l'inflammation de la gencive aux voies respiratoires, de même, on voit des dents cariées produire un effet analogue chez les adultes, en déterminant une altération de la voix, qui ne cède qu'à l'avulsion de ces dents....

C'est à cette cause, qui a été observée pour la première fois par le docteur Trousseau, qu'une cantatrice distinguée, madame Mainvielle Fodor, dut la perte de sa voix, qu'elle ne recouvra qu'au bout de deux ans, après s'être fait extraire les dents de sagesse... « Il n'est pas de mois, dit le médecin que nous venons de citer, que je ne reçoive dans mon cabinet des chanteurs ayant perdu leurs notes élevées par suite d'une carie dentaire et en particulier d'une carie de la dernière dent... je leur donne le conseil de faire enlever la dent ou les dents malades, et bien souvent cela suffit pour leur rendre la voix »

L'enrouement se contracte le plus ordinairement au théâtre même, par la multitude d'allées, de portes, de fissures entre les décorations par lesquelles l'air se glisse, par lesquelles des courants trop petits et trop froids s'établissent ; puis la loge de l'artiste est souvent loin de la scène, et, il lui faut, pour s'y rendre, traverser de longs couloirs froids.

La nudité de certains costumes de théâtre est une autre source d'indispositions pour les acteurs ; ils s'échauffent beaucoup en jouant et se refroidissent dans les coulisses où ils sont souvent obligés de rester pour attendre leur entrée en scène : c'est là une des causes les plus fréquentes de l'enrouement des chanteurs.

Les refroidissements dont nous parlons ne sont plus à craindre à l'opéra, depuis que la scène et les coulisses sont constamment tenues à une température de 6 à 10 degrés Réaumur pendant l'hiver, soit durant les répétitions, soit pendant les représentations, et que les loges des acteurs sont réchauffées dans les mêmes proportions au moyen d'un grand nombre de tuyaux calorifères, qui, partant d'un foyer commun, suivent ensuite plusieurs directions calculées.

Si ces précautions étaient prises partout, combien les

acteurs éviteraient *d'enrouements*; et surtout la voix des chanteurs ne serait pas exposée à des relâches forcées : le public et les artistes y gagneraient. Mais en attendant qu'elles le soient, M. le docteur Brouc leur conseille de se rendre avec vitesse à leur loge ; de tenir, en marchant, au-devant de la bouche et de leurs narines, un mouchoir, de manière à ce que l'air, avant d'y pénétrer, séjourne quelques instans entre le mouchoir et la figure, s'y imprègne d'une certaine quantité de chaleur, et n'apporte à leurs poumons qu'un fluide tiède et bienfaisant.

Arrivant dans leur loge pour changer de costume, qu'ils aient soin d'en bien fermer toutes les issues, et qu'ils se hâtent de quitter leurs habits pour en reprendre d'autres ; qu'en sortant, le soir, du théâtre, s'ils sont à pied, qu'ils évitent de parler haut, de chanter, ou de rester trop longtemps exposés à l'air de la rue.

Contre cet enrouement, qui fait la désolation des artistes dramatiques, Bennati, ancien médecin du théâtre Italien, ordonnait aux chanteurs et aux chanteuses de se gargariser, une demi-heure avant d'entrer en scène, avec une solution dans laquelle il entrait de *l'alun*, et en leur recommandant de l'employer aussi chaud qu'ils auraient pu le supporter.

VI.

Il n'y a pas de profession où l'on éprouve plus de tribulations et de mécomptes, et cependant que de fausses idées qui courent le monde sur la position des acteurs et principalement des actrices...

Il y a bien des compensations, dira-t-on : Les fleurs, les couronnes, les vers, un parterre enthousiaste, la gloire !

Vous ne diriez point cela, si vous connaissiez toutes les misères du théâtre ; si vous aviez rencontré, dans l'antichambre de telle actrice que vous croyez heureuse, des créanciers impatiens, et dans son salon, un chef de claque, qui lui dicte des conditions.

Si, de la mansarde, quelques artistes dramatiques sont subitement transportées, par le succès, au milieu de tous les raffinements de l'opulence ; si, hier, leur cercle, qui ne se composait que de commis marchands, ou de clercs d'avoué, est aujourd'hui formé par ce que la littérature et la finance ont de plus distingué, combien redescendent, petit-à-petit, les dégrés de la fragile et glissante échelle par où l'on monte quelquefois si vite, et au sommet de laquelle la tête tourne si facilement... Ces chûtes, qui sont assez fréquentes, peuvent être considérées comme causes de maladies.

En voici une qui exerce inévitablement une influence fâcheuse sur la santé et le talent des artistes dramatiques, c'est la critique injuste et passionnée, qui peut les frapper quelquefois... Parlerai-je de celle qui s'est attachée à des faveurs refusées ? de la jalousie que l'on peut avoir à l'égard d'un acteur, heureux rival près d'une femme que l'on désire ? pour se venger, *on siffle* lâchement un homme de cœur, qui ne connaît point celui qui l'insulte, ou une femme qui s'élève au-dessus de vous, de toute la hauteur de sa vertu...

Et puis, au théâtre, comme ailleurs, tout ce qui est célèbre a d'ardents panégyristes, et d'âpres censeurs... il n'y a que la médiocrité qui n'ait pas de dépréciateurs, parce qu'elle ne vaut pas la peine qu'on s'occupe d'elle.

L'envie ne se laisse jamais prendre en défaut. Si elle s'acharnait exclusivement sur les brillans côtés de la personne qu'elle veut amoindrir, on dirait qu'elle exagère, et on ne la croirait pas, ou on la croirait moins. Elle vous déchire dans ce qui vous fait célèbre, et elle vous loue démésurément par un petit endroit fort obscur et presque ignoré du public.

Oui, au théâtre, trop souvent, on conteste le mérite ; on envie la faveur que le public lui accorde, et on s'accroche au talent, non pas pour l'élever, mais pour le disséquer et le diminuer.

Abreuvés de dégoûts, humiliés, froissés par la grossière domination de quelques-uns, combien encore sont forcés de renoncer à leur répertoire; car, là aussi, les médiocrités, ne pouvant déployer de talent, montrent une singulière aptitude pour l'intrigue... « La *jalousie*, ce fléau redoutable de toutes les sociétés, a dit l'artiste dramatique Larive, réside plus particulièrement au théâtre qu'ailleurs. »

Tout semble en favoriser le développement, dans ce désir commun de faire sa réputation et sa fortune, dans cette lutte de tous les jours; pour quelques-uns, dans les amours-propres blessés, dans les joies triomphantes; pour quelques autres, dans les agitations, les craintes, les positions précaires...

Le docteur Brouc en a retracé les effets : « Celle-ci, irritée des succès de sa camarade, obtenus à son détriment, en éprouve un courroux violent; son cœur se déchire et bondit, sa circulation s'accélère, sa figure rougit ou bleuit, sa bouche écume, ses yeux brillent. Une congestion cérébrale subite peut la foudroyer.... Une autre, en proie au même tourment, sera prise d'une attaque de nerfs; tout le code pharmaceutique n'y pourra rien : son jeune docteur maudira cent fois la faculté qui ne lui pas enseigné de remède certain contre un tel mal, mais attendez un peu, laissez se dissiper ce premier chagrin qui l'oppresse, puis rappelez-lui les éloges qu'elle a reçus, les rôles où elle a brillé, les qualités qui la distinguent, persuadez-lui que, dès qu'elle le voudra, elle pourra prendre une éclatante revanche sur sa rivale, promettez-lui surtout, si vous en avez le pouvoir, l'abaissement prochain de l'usurpatrice qui l'inquiète, tout cela sans une adresse extrême, car sa vanité naturelle vous en dispense, et vous verrez la malade renaître insensiblement, vous verrez un calme enchanteur s'épandre dans tout son être au doux murmure de vos paroles flatteuses. Son premier regard vous remerciera de ce bienfait. Habile docteur, vous lui aurez sauvé la vie.

» Celui-là, dans les mêmes circonstances, dissimulera son ressentiment. Ses entrailles n'en seront pas moins bourrelées de jalousie, son système nerveux n'en sera pas moins agité et frémissant; son sang refoulera dans sa poitrine; ses extrémités seront glacées; sa circulation deviendra moins active et plus irrégulière, et les différents phénomèmes ne disparaîtront que lorsqu'à l'aide de moyens insidieux, il sera parvenu à nuire à son compétiteur..... Que ces crises se repètent fréquemment, elles donneront naissance à des congestions organiques qui compromettront gravement sa santé.

» Ce dernier enfin, blessé jusqu'au fond du cœur, ou d'une chute inattendue, ou d'un succès moins grand qu'il ne comptait, s'en affecte, devient taciturne et triste; son appétit s'éteint, ses digestions languissent; il se crée mille maux imaginaires.... Quelquefois, par suite de cette désorganisation morale, sa poitrine s'affecte, il tombe dans l'étisie; quelquefois son imagination se pervertit, son jugement s'altère, son cœur s'endurcit, et, las de l'existence, il attente lui-même à ses jours. »

En traçant ce dernier tableau, le docteur Brouc ignorait que Nourrit, qui était alors si aimé, si applaudi et si estimé à Paris, céderait sa place à l'opéra à un autre chanteur célèbre, et que, sous le beau climat de Naples, si bien propre à guérir sa mélancolie, il mettrait fin à sa carrière dramatique d'une manière si triste et si déplorable.

Si les passions et les excès dont nous venons de parler dans ce chapitre s'observent dans d'autres conditions sociales, les maux qu'ils font naître chez les artistes dramatiques leur sont encore plus préjudiciables, puisqu'ils ont besoin de jouir d'une santé parfaite pour exercer avec succès la profession qu'ils ont embrassée. C'est le motif qui nous a porté à en parler, dans le but d'éclairer ceux qui ne se rendent point compte de l'influence des causes que nous avons mentionnées d'après tous les médecins qui ont été à même de connaître les artistes dramatiques et de leur donner des conseils.

Là où les occasions de se voir, de se parler, sont si fréquentes, doit-on s'étonner de rencontrer aussi un plus grand abus des plaisirs, surtout parmi les artistes qui, n'ayant pas l'aptitude nécessaire pour vaincre, par l'étude, les difficultés de toutes sortes qui les entourent, se jettent en aveugles au milieu des séductions qui les environnent, des plaisirs qui les appellent, sans qu'aucune main amie les retienne...

LES MILITAIRES.

I.

On l'a dit avec raison : « S'il ne s'agissait que de se mettre dans les rangs, de charger un fusil, de faire feu et de se battre avec courage, tout homme animé par l'amour de la patrie pourrait prétendre à l'honneur de verser son sang pour elle ; mais il faut faire de longues marches pour atteindre l'ennemi ; il faut supporter la pluie, les frimats et l'ardeur du soleil brûlant ; il faut endurer la faim ; la soif et les veilles ; il faut coucher sur la dure, comme cela arrive aujourd'hui dans notre possession d'Afrique.... »

Il y a donc des règles à suivre, et ces préceptes constituent l'*hygiène* du soldat.

Les principales divisions admises parmi les hommes qui composent l'armée sont les suivantes :

Les *fantassins*, qui passent leur vie dans les alternatives d'un repos plus ou moins absolu et des plus rudes travaux ;

Les *cavaliers*, qui sont constamment occupés, et qui

éprouvent rarement de grandes fatigues;

Les *artilleurs*, hommes d'élite, robustes, soumis à une discipline sévère, et qui sont toujours occupés, sans être surchargés de travaux;

Le *génie*, arme d'élite, qui se trouve dans les conditions les plus propres à conserver la santé;

Les *fonctionnaires militaires* et les *agents de l'administration;*

Les *agents de l'administration des hôpitaux en particulier*, qui sont exposés aux épidémies; c'est un danger toujours imminent qu'ils partagent avec les *médecins*.

Il est évident que chacun de ces genres de service a une influence spéciale sur la santé des militaires. Ce que nous pourrions dire sur ces maladies n'apprendrait rien à ceux qui sont appelés à les traiter, et les détails dans lesquels nous serions obligés d'entrer n'offriraient qu'un médiocre intérêt à la généralité des lecteurs.

II.

Si nous pouvons renvoyer ceux qui voudront connaître tout ce qui concerne l'*hygiène militaire* aux auteurs qui ont traité spécialement ce sujet, il y a une question que nous ne pouvons passer sous silence, c'est celle de savoir pourquoi la *phthisie pulmonaire*, cette redoutable affection, dont nous avons déjà parlé, *fait tant de ravages dans l'armée;* question d'hygiène publique bien importante, et qui touche de si près l'existence du soldat et les intérêts de la nation.

La statistique a prouvé que la *Phthisie* est la principale cause des décès chez les soldats; qu'elle est plus fréquente chez les militaires que chez les hommes des autres professions qui peuvent être comparées à la leur pendant la période de vingt à trente ans, qui est l'époque du service militaire.... Et cependant, les jeunes gens appelés à servir forment la partie de la population ouvrière la plus saine et la plus vigoureusement constituée.

Il existe donc, dans les conditions actuelles de la vie militaire, des influences qui déterminent le développement de cette maladie?

Oui; et tous les médecins qui ont étudié cette question ont reconnu que la cause et l'origine de la fréquence de la phthisie pulmonaire sont dues aux brusques mutations de climat;

Aux marches longues et pénibles par un temps de pluie;

A l'agglomération des soldats dans les casernes;

Aux fatigues occasionnées par les exercices journaliers, les manœuvres, les parades, les veilles fréquentes; c'est-à-dire une dépense de forces qui excède la mesure de la constitution et celle de la réparation alimentaire;

Au froid qui saisit le soldat en passant du corps-de-garde, ordinairement trop chauffé, à son tour de faction;

A l'âge........ en 1805 une armée partie des bords de l'Océan arriva sur les champs d'Austerlitz, après une marche de quatre cents lieues, ayant à peine laissé quelques malades sur la route. Quatre ans plus tard, en 1809, les différents corps cantonnés dans le nord et l'ouest de l'Allemagne avaient déjà rempli les hôpitaux de leurs malades, avant d'arriver à Vienne. Mais aussi plus de la moitié des soldats étaient au-dessous de vingt ans; les premiers, au contraire, avaient 22 ans et comptaient déjà deux années de service.

Ce sont, par conséquent, à d'importantes modifications dans la vie du soldat qu'il faut demander le remède à un si grand mal..... Elles constituent la partie la plus intéressante de l'hygiène militaire, les voici :

Faire prendre aux soldats un premier repas, à leur lever et avant tout exercice.

Les jeunes soldats ont besoin d'une nourriture copieuse,

restaurante, pour subvenir aux pertes de chaque jour et aux frais de leur accroissement non terminé..... et cependant, le soldat reçoit aujourd'hui moins de nourriture qu'il n'en recevait du temps de Louis XIV et de Louis XV.

Le général Duvivier confirme cette vérité en disant que l'expérience journalière prouve qu'avec les vivres de campagne, les hommes ont faim et qu'ils mangent en plus s'ils ont de l'argent.

L'administration, par son règlement du 1er avril 1831, reconnaît elle-même cette insuffisance de nourriture, en établissant la ration entière du soldat à l'hôpital plus forte que celle du soldat présent au corps.

Nous retrouvons ici l'action si énergique du dégré d'aisance sur la santé, et cela est si vrai que la mortalité se règle en quelque sorte sur le tarif de la solde; elle est moindre pour le sous-officier que pour le soldat, pour l'officier que pour le sous-officier.

Supprimer la cuirasse que portent certains corps de cavalerie comme incommode et funeste A LA SANTÉ.

Il a été constaté que beaucoup de jeunes cavaliers ne peuvent la supporter et demandent à passer dans la cavalerie légère, et que, parmi ceux qui continuaient à la porter, un grand nombre contractaient des maladies de poitrine.

Faire ensorte que le tour de garde n'arrive jamais plus souvent que tous les trois jours, afin que les soldats aient deux nuits pour se reposer.

Fixer de 22 à 27 ans le temps du service militaire.

On a beaucoup fait pour l'humanité et pour l'armée, en élevant de 18 à 20 ans l'âge de l'entrée au service, et en disposant en même temps les appels de telle sorte que les jeunes recrues n'arrivent au corps qu'au commencement de leur vingt-et-unième année. Cette mesure, à elle seule, est un grand bien. Si elle a donné à l'armée des hommes plus développés, plus forts, mieux en état de supporter la fatigue ; si elle a diminué la mortalité, nous pensons que les résultats que l'on a obtenus seraient encore plus grands avec le chiffre que nous posons.

Le soldat serait alors dans toute sa force, et en ne restant que cinq années seulement sous les drapeaux, il y rendrait encore plus de services qu'il n'en rend aujourd'hui.

Ne faire bivouaquer les troupes que le moins possible.

Je n'ai pas besoin de dire que la plupart des maladies dont les militaires sont atteints dans les bivouacs, sont dues à la suppression de la transpiration qu'occasionnent le froid, la neige, la pluie, l'humidité, et l'obligation de coucher sur la terre ou sur l'herbe pendant la nuit.

D'après le général Rogniat, (considérations sur l'art de la guerre), la méthode qu'on avait adoptée, dans nos guerres de la révolution et de l'empire, de faire bivouaquer, a été surtout une des principales causes de cette affreuse consommation d'hommes qui s'est faite dans le cours des dernières guerres, où l'on peut calculer, dit-il, que les fantassins ne duraient pas plus de deux campagnes.

Mais si le bivouac est dangereux dans nos climats, il est fatal aux troupes, dans les pays chauds, où des nuits refroidies par une rosée excessivement abondante, succèdent à des jours brulants.

Ne point faire camper dans les lieux bas et marécageux.

Le campement dans les lieux bas et marécageux présente, comme nous l'avons déjà dit en parlant de l'Algérie, de graves dangers.

Un général expérimenté ne laissera jamais longtemps son armée dans une position aussi défavorable, il sentira qu'il vaut mieux attaquer l'ennemi pour sortir d'une mauvaise position que de périr sans gloire dans un marais infect.... le maréchal Bugeaud comprenait bien l'importance du campement des troupes sur les lieux élevés, lorsqu'il adressait l'instruction suivante, datée du camp de Sidi-Ai-Choun, le 22 mai 1847, aux généraux et chefs de colonne :

« J'ai remarqué que MM. les commandants de colonne » choisissent leur campement aux bords des cours d'eau, » dans l'intention louable sans doute d'éviter à leurs trou- » pes des corvées pour aller à l'eau. Mais l'expérience a dé- » montré que cette manière de camper donne un nombre » considérable de malades.

» *Une seule nuit passée dans un bas fond suffit quelque- » fois pour donner une centaine de malades* sur un effectif » de 3,000 hommes.

» On comprend avec quelle rapidité une colonne serait » fondue si cette manière de camper se renouvelait. »

LES MARINS.

I.

Parlons maintenant des marins, de ces hommes précieux qui consacrent leur vie à courir les hasards de la navigation pour les besoins du commerce ou pour le maintien de l'indépendance et de la prospérité de l'Etat.

Pour le marin, l'âge n'est point un obstacle au service... Quelque jeune qu'il soit, chacun trouve, dans les fonctions qu'il exerce à bord, une cause de développement physique plutôt qu'un travail fatigant. Les manœuvres qu'ils exécutent sont, on peut le dire, des exercices gymnastiques pour ces tout jeunes gens que vous avez pu voir sur les vaisseaux écoles, et qui montent et qui descendent avec autant d'agilité que de hardiesse le long des cordages.

Les marins sont prédisposés aux maladies qui naissent de la réunion d'un grand nombre d'individus dans un espace très-limité;

Aux maladies produites par des objets à l'usage de l'équipage; à celles que fait naître la transition des jours chauds aux nuits froides qu'on remarque principalement entre les tropiques ;

Aux maladies nerveuses que font naître l'isolement où ils se trouvent, et l'ennui que cause souvent chez eux la vie uniforme et tranquille qu'on mène sur mer.

J'aurai dit les causes d'insalubrité qui existent souvent dans les navires, et qui tendent constamment à vicier l'air de l'intérieur des vaisseaux, lorsque j'aurai mentionné — le défaut de circulation et du renouvellement de l'air dans la cale, le faux pont, et même dans la première batterie, — les émanations que fournissent les différentes matières qui constituent les approvisionnements maritimes, — l'altération de l'eau dans les pièces, — la décomposition de celle qui stagne au fond de la cale, — les gaz fétides et délétères qui s'en élèvent, par la putréfaction des substances organiques qui s'y trouvent entassées, des insectes et des rats qui y périssent, — la fermentation des substances animales et végétales qui composent les vivres des équipages, — les exhalaisons de tant d'individus réunis dans un petit espace.

Signaler ces influences c'est dire combien il importe d'avoir des emménagements qui facilitent la circulation de l'air dans les profondeurs du navire; des écoutilles larges et multipliées ; des panneaux à claire-voie ; des sabords et des hublots disposés à l'opposite pour une rapide ventilation ;

C'est dire combien il importe d'intercepter exactement les émanations de la sentine par un plan superposé de madriers bien joints ;

D'avoir dans la cale des soutes à claire-voie pour les matières qui ne craignent pas le contact de l'air et la dent des animaux destructeurs ;

De boucher les pièces à eau par un obturateur qui donne issue aux vapeurs sans permettre l'introduction de corps étrangers ;

De débarrasser la cale, à l'aide des pompes, de l'eau croupie que l'on délaie d'abord et que l'on remplace ensuite par une couche d'eau fraîche, au moyen de robinets établis à la muraille de la cale et qui ouvrent un passage à la mer dans l'intérieur du vaisseau : pratique hardie et salutaire que l'ordonnance de **1765** a empruntée des Anglais.

II.

La salubrité des navires dépend beaucoup des soins qu'on prend pour les nettoyer, disons cependant que l'habitude de répandre des torrents d'eau de mer dans l'intérieur des bâtiments est on ne peut plus nuisible ; car, d'après tous les médecins qui ont écrit sur les causes qui influent sur la santé des marins, il n'en est pas de plus immédiate, ni de plus active que l'humidité. Je suis heureux d'avoir à signaler, parmi ces auteurs, l'honorable M. Rouillard, de Nantes, ainsi que le docteur Palois, qui s'est élevé contre ces lavages à grande eau dans un remarquable travail sur l'*hygiène navale*.

M. Keraudren proscrit aussi les lavages dans l'intérieur du navire. L'usage de la gratte exige trop de précautions; mais le frottage a sec au moyen du sable et de la brique peuvent être mis en usage. Dans les cas où l'excès de malpropreté nécessite l'emploi de l'eau, il faut user de fauberts humectés, de préférence à ces sceaux d'eau dont on noyait autrefois le faux-pont.

Il est hors de doute que cet excès d'humidité n'était pas sans influence sur l'apparition du *scorbut*.

Si cette maladie s'est développée fréquemment à bord des vaisseaux ; si elle a été un des fléaux que les marins ont eu le plus à redouter, cela tenait à des habitudes qui ont été modifiées..... En effet, quelque temps qu'il eût fait, les matelots n'en étaient pas moins obligés de rester douze heures sur le pont; mouillés par la pluie, mouillés par les vagues que les vents portaient avec impétuosité sur les vaisseaux, ils descendaient dans l'entrepont, où ils respiraient encore un air saturé d'humidité, se jetaient dans leur hamac avec leurs vêtements imprégnés d'eau, et, quatre heures après, ils remontaient sur le pont, où ils étaient soumis de nouveau à toutes les injures du temps. En considérant, en outre, que les autres circonstances qui favorisent le développement du scorbut se trouvaient réunies à bord des vaisseaux, on ne sera point étonné si cette funeste maladie y régnait si souvent.

III.

Relativement au *régime alimentaire* des marins, nous aurons assez dit sur ce sujet, lorsque nous aurons repeté, après tous les médecins navigateurs, qu'il faut, dans les approvisionnemens, proportionner la nourriture au travail;

Avoir du biscuit sec, sonore;

Des salaisons de bonne qualité, des alimens divers, dont la conservation est aujourd'hui facile par le procédé Appert;

Des substances fraîches autant que l'on pourra s'en procurer;

Des condîments aliacés, et aromatiques;

Du café, du vin, de la bière, et de l'acide citrique, comme anti-scorbutique;

De la choucroûte comme ressource de variété et salutaire stimulation.

N'oublions point de rappeler que, pour conserver l'eau, il faut la mettre dans des caisses de fer; mais comme ce métal enlève l'oxigène de son air, il faut la filtrer par le filtre à double courant de Zini, adopté pour la marine, puis la laisser exposée à l'air ou lui rendre son oxigène par le battage.

Ai-je besoin de dire que l'eau de mer peut être distillée et qu'elle l'a été avec succès, toutes les fois qu'on a eu soin d'arrêter la distillation à moitié du volume d'eau de mer, pour prévenir le goût infect des matières organiques distillées, et d'y ajouter préalablement une dose de chaux pour retenir l'acide *chlorhydrique* qui résulterait de la décomposition de l'hydrochlorate de magnésie.

LES GENS DE LETTRES, LES ARTISTES, LES SAVANTS ET LES HOMMES D'ÉTAT.

I.

Les méditations du philosophe, les nobles conceptions de l'orateur, les pensées profondes de l'artiste, la verve du poète, etc., tous ces travaux de l'esprit, où, pour emprunter le langage élégant du docteur Mérat, la plus sublime partie de l'homme est plongée dans un labeur profond, usent et affaiblissent la vie matérielle, cette vie dont l'unique but est la conservation de l'homme.

Il n'est que trop vrai, chez beaucoup de penseurs, le don d'un génie élevé, d'une érudition vaste est rachetée par la triste possession d'une santé toujours chancelante, et tous, il faut le dire, sont prédisposés aux maladies des voies digestives, et principalement aux affections nerveuses.

Cette dernière prédisposition est facile à comprendre pour celui qui connaît la vie si exceptionnelle du poète, de l'artiste, du savant, de l'homme d'état ; vie toute de travail et de recueillement, avec ses joies indicibles et ses douleurs mortelles, ses illusions toujours perdues et toujours renaissantes, son bonheur d'une heure et son malheur presque constant.... De là, cette sensibilité exquise, irritable, toujours en action, cette excitation cérébrale, presque continuelle, cet ardeur pour l'étude, cet amour de la gloire que rien ne peut rassasier, ces inégalités fréquentes du caractère, ce désir de changement, cette mobilité, cette inconstance de l'imagination.

C'est parmi les gens de lettres, les hommes livrés aux travaux assidus du cabinet, les artistes, les poètes, parmi les littérateurs les plus distingués, que l'*hypocondrie* choisit de préférence ses victimes, cette maladie nerveuse dont le symptôme caractéristique est la croyance en des maux qui n'existent pas ou qu'on exagère ; cette affection, dans laquelle l'individu, préoccupé de toutes les maladies, trouve en lui les symptômes de celles dont on parle ou dont il lit la description, s'alarme des plus légères incommodités, et veut changer chaque jour de médecin et de remèdes.

Notons que, dans la catégorie des hommes que nous venons de citer, une des causes les plus fréquentes est le changement subit des fonctions du cerveau. Ainsi on doit mettre en première ligne l'échange d'une vie active de l'intelligence contre son inactivité presque complète ; viennent ensuite le défaut d'exercice de la sensibilité, celui du mouvement, en un mot la cessation brusque des habitudes physiques et morales. De cette manière, on s'explique facilement l'*hypocondrie* dont sont pris ces hommes d'affaires devenus assez riches et qui se retirent pour jouir d'une vie plus calme.

Toujours occupés du soin de conserver une existence qu'ils croient compromise par la plus légère souffrance ; toujours sombres, mélancoliques, les *hypocondriaques* se croient accablés de tous les maux, consultent sans cesse les livres et les médecins, et ne trouvent jamais la guérison qu'ils espéraient.

Souvent ils s'imaginent que leur maladie est nouvelle, extraordinaire et inconnue ; plusieurs autres offrent un caractère minutieux des plus remarquables, et ne font rien qu'avec poids et mesure ; l'un épie tout ce qu'il expectore et examine continuellement l'état de la langue; l'autre vous entretient de sa migraine qui le tourmente, des maux de nerfs qui le troublent; l'*hypocondriaque*, enfin, rapporte tout à lui, ou plutôt à sa santé. Sa santé est son idée fixe, sa passion dominante, exclusive.

Plusieurs se croient sans cesse menacés d'apoplexie, ou bien en proie à une singulière mobilité, ils passent d'une maladie à une autre, et il suffit de parler devant eux d'une affection pour qu'ils croient aussitôt l'avoir... Dans ces deux cas, l'intelligence seule est troublée; mais viennent ensuite les véritables souffrances nerveuses dans les organes.

Si c'est vers les voies digestives que se porte la préoccupation, l'appétit se perd, la bouche devient pâteuse, amère, l'estomac s'affecte; il n'est pas de fonction sur laquelle l'imagination ait plus d'influence.

II.

En général, les personnes dont la vie est toute intellectuelle ont le corps débile, fatigué; il semble qu'elles aient ravi à toute l'économie animale, pour les reporter vers le cerveau, les forces que la nature avait sagement réparties... Ces hommes deviennent sensibles, irritables, tristes, taciturnes, mélancoliques.... Leurs membres inactifs languissent dans une espèce d'atrophie, ils sont grêles et desséchés, leur face est pâle, leurs yeux sont caves, leurs pommettes saillantes.

Examinez ce jeune homme qu'absorbent des études longues et assidues de littérature, il a été fort et bien portant; il a été frais et vigoureux; chez lui brillaient, il y a quelques années, tous les caractères de la force et de la santé..... Aujourd'hui, il est pâle, maigre, décharné, débile, nerveux; sur son front dégarni se montrent quelques rides précoces; le feu scintillant de son œil prouve que ces sillons n'ont pas été creusés par l'abus des plaisirs; à mesure qu'il enrichit son imagination, qu'il étend le cercle de ses connaissances, il perd l'appétit et le sommeil ; ses muscles s'affaiblissent, ses sens s'émoussent, sa taille se courbe. Enfin, il meurt avant de vieillir, ou plus malheureux encore, son existence se prolonge à travers mille souffrances, des infirmités précoces et une vieillesse anticipée.

— Mais, objectera-t-on, s'il est vrai que les travaux de cabinet abrègent l'existence de ceux qui s'y livrent avec trop d'ardeur, comment se fait-il qu'un grand nombre de savans, tels qu'Homère, Platon, Galilée, Locke, Newton, etc., aient dépassé même le terme de la vie fixé par la nature ?

Oui, sans doute ; mais c'est plus par la force de leur génie, que par l'assiduité de leur travail, que ces grands hommes se sont frayés le chemin de l'immortalité ; et puis les distractions que la célébrité entraine ont reparé le mal que leur faisait l'étude.

Ecoutons l'auteur de *la Physiologie et de l'Hygiène des hommes livrés aux travaux de l'esprit*, le docteur Réveillé Parise :

« Il y a dans l'homme qui désire ou possède une célébrité honorable, quelque chose d'actif qui anime et soutient la force vitale, qui fait vivre et bien vivre. Cette satisfaction de soi-même qu'on éprouve après l'enfantement d'une belle et noble pensée n'est pas indifférente pour la santé. Un bon ouvrage qui a du succès met du baume dans le sang ; demandez-le aux artistes et aux poëtes les plus renommés. Bien plus, l'exercice puissant et viril des facultés mentales, quand on ne *violente* pas la nature suffirait seul pour imprimer à l'économie une activité qui tourne au profit de la santé. »

Remarquons, toute fois, que Réveillé Parise dit :

Pourvu qu'on ne *violente* pas la nature. Malheureusement, soit par obligation, soit par suite de goûts passionnés, on tombe presque toujours dans l'abus et dans l'excès ; alors se produit une foule de dégoûts, de maladies, qui non-seulement rendent l'existence aussi triste que pénible, mais s'opposent à tous les travaux et entravent bien souvent la marche du génie le plus puissant. Cette sensibilité extrême, cette force d'intelligence dont on se glorifiait à juste titre, deviennent elles-mêmes un tourment continuel, parce que l'énergie vitale est épuisée, parce que le corps ne répond plus aux efforts de l'esprit, qu'il se refuse à tout ce qui exige de la vigueur, de la tenue, de la constance.

Et cependant, le médecin, à beaucoup, ne peut dire : « arrêtez-vous, suspendez vos travaux ; la lame use le fourreau, vous ruinez à jamais vos forces et votre santé. » Non, il n'est pas toujours possible de recourir à un pareil remède. N'y a-t-il pas des goûts à satisfaire, des habitudes contractées, un ardent besoin de produire, et par dessus tout des nécessités qui résultent de la position où l'on se trouve placé ?

La science est donc impuissante ?

Non ; elle a des règles qui doivent guider ceux qui se livrent aux travaux de l'esprit ; mais ces préceptes ne sont que trop souvent négligés.....et puis un obstacle bien difficile à vaincre, c'est la position brillante ou malheureuse que le *penseur* occupe dans le monde....les soucis rongeurs de l'ambition, les devoirs et les tracas des affaires, n'est-ce pas là un tourbillon suffisant pour emporter les moyens, le pouvoir même de se bien porter?... N'en est-il pas de même dans une position contraire, quand on a chaque jour les soucis de son pain à gagner pour soi et pour sa famille, quand la faim est la muse sinistre qui inspire, lorsqu'on occupe un emploi modeste, qu'on est chargé de l'instruction publique, etc.

III.

La digestion est une des fonctions les plus troublées par les contentions et les travaux de l'esprit, surtout quand on travaille après le repas.... Au moment de la digestion, les forces vitales doivent être concentrées sur les organes qui sont les agents de cette fonction importante; une étude soutenue nécessite leur déplacement, elles sont appelées vers le cerveau. Alors, la digestion languit; l'estomac, privé des forces nécessaires pour exécuter ses fonctions, devient sensible, et bientôt des douleurs plus ou moins vives traduisent au médecin son état de souffrance. C'est cette influence des contentions d'esprit sur les fonctions de l'estomac qui a fait dire que l'homme qui pensait le plus était celui qui digérait le plus mal.

A la contention de l'esprit et à l'inaction du corps, qui prédispose aux engorgements des organes par le ralentissement de la circulation générale, joignons encore, comme causes de maladies chez les hommes de cabinet, leur attitude en travaillant, les veilles, l'air non renouvelé de l'appartement, ainsi que les doses énormes de *café* que prennent en général les hommes de lettres, pour exciter, stimuler les facultés intellectuelles.

Le café exerce sur le cerveau une action spéciale et qui favorise la recherche des idées; mais ceux qui en prennent trop souvent, pour exciter l'activité de l'organe de la pensée, ne tardent pas à tomber dans une prostration d'autant plus grande que la surexcitation a été plus vive. « J'en prends quatre fois par jour, disait le célèbre Zimmerman; de cette manière, il ne m'incommode pas. Deux tasses de plus m'affaiblissent, me causent des mouvements spasmodiques, des tremblements, des étourdissements et une certaine timidité qui m'est insupportable. Je vois arriver la même chose à ceux qui se portent bien, mais qui sont d'une faible constitution, dès qu'ils en prennent plus que d'ordinaire. »

Suivant le même auteur, le café fait moins de mal dans les pays à bière. Ce médecin a vu à Gottingue maint allemand avaler 20 tasses de café, sans rien en ressentir...

Sans le café, je n'ai que l'esprit d'une huître, lui écrivait une jeune dame de Suisse, qui, selon Rousseau, joint l'esprit de Leibnitz à la plume de Voltaire.

« Le café est un poison lent, disait quelqu'un à Fontenelle. — Oh ! oui, très lent, répondit-il ; car voilà bien longtemps que j'en fais usage. »

Pris modérément, le café est une boisson salutaire, agréable, qui facilite la digestion, active la transpiration. Il convient surtout aux tempéramments mous, lymphatiques, pendant la saison humide et dans les pays où domine cet état de l'atmosphère.... dans ces circonstances, on peut prendre aussi, pour soutenir l'énergie du cerveau, de petites doses de liqueurs fermentées étendues dans l'eau. Lord Byron faisait un fréquent usage de genièvre ainsi corrigé, pour renouveler son attention... Tout son génie, disait-il, était dans l'usage de cette liqueur.

LES MÉDECINS.

I.

Avant de parler des causes qui agissent sur la santé des médecins, arrêtons-nous à l'étudiant en médecine ; disons quelques mots sur ses études ; donnons qnelques détails sur sa vie si méconnue, si calomniée, et si différente, cependant, de celle d'autrefois.

L'étudiant puise à toutes les sources d'instruction dont abondent les centres d'enseignement, et poursuit, dans les Hôtels-Dieu et les amphithéâtres, l'étude de ce que la nature a de plus rebutant et de plus sublime, de plus cruel et de plus consolant..... pour lui, point de molles et douces matinées ! Dès six heures du matin, la visite des hôpitaux l'appelle, il y trouve des leçons utiles. C'est là que, parmi des moribonds, des malades et des convalescens, il apprend à connaître les différentes nuances de la vie et les horreurs de la mort. C'est là que la nature se présente avec tous ses dérangements que notre frêle existence peut permettre; c'est là enfin qu'on s'exerce à lire dans les yeux, dans les traits du visage, dans les gestes, dans le maintien des malades, et à y distinguer les signes que l'observateur aperçoit sans pouvoir les décrire. Les maladies, les infirmités les plus dégoûtantes sont les livres que l'étudiant est obligé de feuilleter, d'examiner, de toucher, de respirer....

A ce spectacle du corps vivant, exprimant la souffrance, chargé de pus et d'ulcères, succède celui du cadavre mutilé, avec ses débris fétides et son aspect hideux. Il y cherche l'explication des phénomènes, — de la locomotion — de la nutrition — de tous les arcanes de la vie.... la science est là, il faut la creuser à travers le sang et les chairs.

Entrons à l'amphithéâtre.

De pâles et livides cadavres froids et glacés, souvent horribles, défigurés par les contorsions de la douleur sont les sujets destinés aux scrutations minutieuses des étudiants. 20 ou 25 corps morts, couchés les uns à côté des autres, sont là dans un état plus ou moins avancé de putréfaction... des morceaux de membres hachés, et des lambeaux de chairs pourries sont encore les matériaux que nous avons sous les yeux... Allez-y tous les jours, pendant deux semaines, et vous assisterez à la lutte qui s'établit entre le monde extérieur et les restes inanimés de la vie... Cette décomposition soulève le cœur; mais il faut la voir, la suivre dans tous ses degrés, parce qu'elle est encore du domaine de la science.

Et puis, ce spectacle de l'hôpital, où l'on voit tant de graves maladies qui attaquent l'homme, exerce sur le moral de beaucoup d'élèves une fâcheuse influence... Nul même n'a l'âme de si forte trempe qu'il ne fasse sur lui-même un retour mélancolique, en observant tant d'affections cruelles et redoutables, auxquelles la pauvre espèce humaine est sujette; en contemplant surtout celles contre lesquelles l'art a toujours échoué jusqu'à présent, et qui, tôt ou tard, emportent leurs victimes par une invincible fatalité... Quand cette lugubre réflexion assiége la pensée de l'étudiant, il y a réellement péril pour la santé, tant sont étroits et intimes les liens qui unissent ce qu'on a distingué sous les noms de physique et de moral.

En étudiant les symptômes si variés des maladies qu'ils voient journellement, que d'émotions viennent assiéger les élèves; et combien n'en voit-on pas qui se croient atteints des diverses affections qu'ils observent : celui-ci s'imagine être *poitrinaire* ; un autre avoir un *anévrisme*, une *gastrite*... les uns par pure hypocondrie ; les autres parce que quelques sensations réelles, si légères d'ailleurs et si fugaces qu'elles soient, donnent l'éveil et la crainte... Malheur à qui s'engage avec une prédisposition hypocondriaque dans la carrière médicale !... Qu'il rebrousse chemin et qu'il applique ses facultés à des occupations qui, par elles-mêmes, ne sont pas faites pour inspirer et entretenir des craintes funestes.

A ces impressions et aux fatigues de leur vie scolastique, il faut ajouter leur régime alimentaire. Aussi, que de belles constitutions se consument alors que le domaine patrimonial ne peut faire une part assez large à l'étudiant ! A un âge où le corps n'a pas pour l'ordinaire acquis tout son développement, où il a besoin d'une nourriture saine et abondante, la modicité des ressources de beaucoup d'étudiants, leurs dépenses quelquefois mal calculées les forcent à réduire celles de première nécessité, et à s'asseoir à la table de restaurants à bon marché, gargottes dans lesquelles le vin est un mythe, et le pain le seul aliment qui mérite de ne pas être soupçonné.

Ajoutez à cela l'innervation des plaisirs auxquels l'ardeur de leur âge les porte à s'abandonner ; l'insalubrité inévitable des dissections, où des cadavres souvent de rebut et trop rarement renouvelés, altèrent la santé de ceux qui, voulant tirer tout le parti possible des *sujets* qu'ils se sont procurés, à prix d'argent, les gardent presque toujours au delà du terme où ils devraient cesser de les faire servir à leur instruction.

Combien encore d'infortunés jeunes gens, pleins de mérite et d'ardeur, promettant une brillante carrière, sont moissonnés au milieu de leurs périlleux travaux..... C'est l'étude de la chimie, qui les expose à l'action délétère de gaz nuisibles; ce sont les ouvertures de cadavres; à l'hôpital, comme nous l'avons déjà dit, c'est leur imagination frappée par des tableaux dégoûtants ou pénibles à voir, par le spectacle des tristes infirmités humaines.

II.

L'élève est devenu médecin.

S'il est occupé, plus de repos pour lui, plus de cette régularité si bienfaisante de la vie intérieure et extérieure. Il sera exposé aux influences fâcheuses de l'atmosphère, aux perturbations du repos de la nuit, aux veilles, aux irrégularités des repas.

Parlerai-je de la vie de dévouement, d'abnégation, de sacrifices du médecin; vie employée à donner des soins, à partager des douleurs, à prodiguer des consolations.

Ici, c'est la souffrance dans un grenier, le pauvre privé, sur son grabat, des choses les plus nécessaires à la vie;

Là, c'est une opération dangereuse qui va décider de la vie ou de la mort, spectacle imposant et touchant à la fois, où les médecins sont aux prises avec l'homme, le sentiment du devoir avec le sentiment de pitié.....

Ici, c'est une malheureuse victime de la séduction qui implore son secret et son silence;

Là, c'est une triste et pénible circonstance où, pour sauver la mère, il faut sacrifier l'enfant: action grave, et la plus solennelle qu'il soit donné à l'homme d'accomplir!

« Aux médecins, a dit le docteur Munaret, les peines morales; à eux une responsabilité surhumaine, un droit de vie et de mort, ce périlleux sacerdoce de tous les jours, de tous les instants, qui les empêche de dormir sur l'oreiller le plus doux ; c'est la fièvre de toutes les fièvres qu'ils traitent, issue incertaine d'où peut dépendre, avec la vie de leurs clients, leur réputation et jusqu'à leur avenir..... Et l'acide venin de l'ingratitude qui détrempe le pain qu'ils mangent, le pain qu'ils ont payé avec l'écu dont le public croit avoir payé, lui aussi, sa vie ou sa santé... »

Toutes les maladies contagieuses et miasmatiques le menacent, et il peut, comme cela se voit trop souvent, accompagner dans la tombe le malade qu'il espérait guérir! Portal fut atteint de la petite vérole pour avoir reçu un soufflet d'un varioleux. Cullérier gagna la syphilis et perdit un œil en ouvrant un abcès; Ramazzini, Astruc, Fernel, Baudelocque et Swédiaur l'ont contractée en remplissant leur ministère auprès de malades atteintes de ce virus.....

A la guerre, les médecins partagent toutes les fatigues, toutes les privations des combattants : Comme eux, ils sont exposés aux dangers des boulets et des balles, et plus intrépides, s'il se peut, ils voient le danger, ils y marchent, sans avoir un adversaire à combattre!

Ils ont bravé sur le champ de bataille mille dangers pour aller secourir les soldats blessés; le lendemain, c'est dans les hôpitaux qu'ils s'exposent à toutes les maladies qui naissent si souvent au sein des grandes réunions d'hommes... C'est là où le typhus, rapide dans ses ravages, frappe de mort les médecins qui viennent lui arracher ses victimes.

Là, comme au champ d'honneur, un combattant prend la place de celui qui succombe.

DES MANUFACTURES.

Le travail des enfants dans les manufactures. — De la santé des ouvriers employés dans les fabriques de soie, de coton et de laine. — Des machines. — De la dégénération physique et morale qu'on observe dans certaines manufactures.

I.

Dans les immmenses établissements où, à la faveur d'ingénieuses machines, on fait contribuer tous les âges et toutes les forces à un but commun, l'abus qui se faisait de celles de l'enfance n'appelait point l'attention de l'autorité. On calculait la durée du travail, non d'après les forces réelles de l'enfant, la connaissance de sa constitution, mais d'après les besoins de la manufacture.

Le médecin a pénétré dans ces établissements; il y a vu de jeunes enfants levés à cinq heures du matin, et debout encore à dix heures du soir, mal nourris, entassés la nuit pêle-mêle sur de mauvais grabats. La mort était là en permanence; la misère, la faim, la fatigue exténuaient ces pauvres êtres. Le médecin a dit à l'administration : « Placez le remède à côté du danger; votre devoir est de résister, non seulement à la cupidité de ceux qui emploient, mais encore à la cupidité de ceux qui sont employés; il importe à la société que de jeunes enfants ne soient point exténués par un travail forcé; que leur vie à peine commencée ne soit pas abrégée; qu'ils ne soient point condamnés à une vieillesse prématurée, à des infirmités douloureuses; faites bon marché de cette liberté qu'on invoque pour l'ouvrier en général et pour l'enfant en particulier, de travailler les jours fériés, car un jour de repos périodique est une prescription hygiénique, morale, tout autant que religieuse, et la Convention que personne assurément ne saurait accuser de cagotisme, interdisait le travail du dixième jour; car ce travail qu'on a cru si longtemps utile à l'ouvrier n'a eu, en définitive, d'autre résultat que d'augmenter d'un septième l'offre de sa main-d'œuvre, et d'abaisser d'autant les salaires, qui n'ont de fixation réelle que la proportion entre l'offre et la demande.

» Ne croyezpas que cette diminution de travail, que tout le monde reconnaît nécessaire pour permettre le développement des jeunes enfants, doive nécessairement restreindre la production, puisqu'il est reconnu que l'ouvrier anglais, mieux nourri, mieux payé, mieux vêtu, plus robuste, mieux développé en un mot, exécute dans les six jours de la semaine une somme de travail quelquefois d'un tiers plus considérable que celle qui sort des mains de l'ouvrier français, qui cependant travaille encore le septième jour. Intervenez donc par une loi, pour empêcher qu'un emploi abusif et disproportionné des forces des enfants ne fasse pas obstacle à leur développement physique, intellectuel ou moral : vous en avez le droit, car la société doit protéger autant qu'elle le peut les enfants contre l'abus d'un travail au-dessus de leurs forces et qui les tue, comme elle les protège dans certaines circonstances contre un tuteur et leurs propres parents. »

La législation est enfin intervenue, et aujourd'hui les enfants ne peuvent être admis dans les fabriques avant l'âge de huit ans.

La durée du travail est fixée à huit heures au plus, sur vingt-quatre heures, jusqu'à l'âge de douze ans, et à douze heures de douze à seize ans.

Le travail de nuit est interdit, sauf quelques exceptions qui s'appliquent seulement aux enfants de treize ans.

Le travail doit être interrompu les dimanches et jours de fête.

Les enfants doivent fréquenter une école jusqu'à douze ans, et même après cet âge, s'ils ne justifient pas qu'ils ont reçu l'instruction primaire élémentaire.

II.

Tout a été dit, pour ainsi dire, sur cette question des manufactures, par une observateur à qui l'hygiène industrielle doit beaucoup, le docteur Villermé, l'un des hommes qui se sont occupés avec le plus de succès de toutes les questions d'hygiène qui ont trait à l'économie politique. Il a examiné avec soin tous les détails de la vie matérielle des ouvriers, leurs logements, leurs vêtements, leur nourriture. Médecin, il a pu scruter ce sujet plus avant qu'un autre. Il a sondé les plaies morales de la classe ouvrière, analysé les vices qui souvent la dégradent, signalé quels en étaient les causes et les lamentables effets.

Notre tâche se réduira donc, en grande partie, à analyser les travaux de ce savant hygiéniste et à les présenter aussi succinctement et aussi clairement qu'il nous sera possible.

Industrie cotonnière.

Entrons dans un atelier où l'on bat le coton.

Si on a exagéré leur insalubrité, on y trouve encore des causes assez puissantes pour nuire à ceux qui y sont agglomérés. Là un nuage épais de poussière, de duvet cotonneux environne la surface du corps, et les particules suspendues dans l'air, non-seulement s'attachent à la peau, mais pénètrent dans les voies respiratoires par les narines.

Cette insalubrité est si généralement admise, que, dans beaucoup de filatures de l'Alsace, où le battage se fait à la mécanique, les ouvriers des ateliers du cardage en sont successivement chargés à tour de rôle. Ceux qui restent soumis pendant quelque temps à cette poussière se plaignent de sécheresse dans la bouche et le gosier, et sont pris, quelquefois au bout de quelques jours, d'une toux sèche, qui devient de plus en plus fréquente. Cette toux est le symptôme d'une maladie chronique de poitrine que soulage l'interruption du travail, et qui ne guérit qu'après que le malade a abandonné pour toujours le battage. Fort heureusement qu'aujourd'hui, dans toutes les filatures où l'on ne fabrique pas des fils très fins, le battage de la laine et du coton se fait à la mécanique. Pour apprécier ce bienfait, il faut avoir vu, dans les établissements où l'on bat à la baguette, la fatigue des malheureux que l'on emploie à ce travail. Cependant, malgré l'usage des mécaniques, une quantité considérable de poussière de coton se dégage sans cesse et nuit encore à la santé. Il y a quinze ans, M. Scher, de Lurick, a établi des batteurs ventilateurs qui remédient à cet inconvénient. Il serait à désirer que cet appareil fût adopté partout.

Une autre cause d'insalubrité est l'élévation de la température que l'on donne à l'atmosphère des ateliers. La température est de 15 à 16 degrés centigrades dans ceux où l'on carde, de 16 à 18, et même à 24 degrés dans ceux où l'on convertit le coton en fil. Le degré de finesse que l'on cherche à lui donner, force à élever la température jusqu'à 34 degrés.

Les ateliers d'impression d'indienne et de séchage ne sont pas moins chauffés ; la chaleur est communément de 34 à 37 degrés dans les ateliers du parage à la mécanique, et de 34 à 40 degrés dans les lieux où l'on donne certains apprêts.

Une température aussi élevée produit une transpiration excessivement abondante et continuelle, et il en résulte une grande faiblesse et des accidents que détermine la transition du chaud au froid lorsqu'on sort de ces chambres.

Les femmes employées à l'apprêt écossais, le plus chaud de tous, sont plus pâles que les autres. La plupart sont obligées d'abandonner leur travail.

Dans quelques étuves où l'on fait sécher les étoffes, le thermomètre centigrade marque plus de 50 degrés ; mais alors les ouvriers n'y restent qu'un temps fort court. On prétend qu'en Angleterre il s'élève, dans certaines étuves, jusqu'à 60 à 65 degrés, et que les ouvriers trouvent dans ces endroits un remède aux rhumes qui les attaquent fréquemment.

Il est deux opérations très-nuisibles à la santé de ceux qui les pratiquent, l'une consiste à enlever les planches des tambours à carder pour en nettoyer la face intérieure, l'autre à aiguiser les pointes dont celle-ci est couverte. Les débourreurs et les *aiguiseurs de carde* passent généralement pour faire un métier excessivement dangereux. Les premiers se trouvent placés dans la catégorie des batteurs de cotons à cause des poussières qu'ils respirent; les seconds dans celle des polisseurs d'aiguilles à cause des particules métalliques.

Un dernier inconvénient commun à toutes les professions sédentaires, est l'ennui qui résulte du travail monotone auquel se livrent les ouvriers ; pour quelques-uns, c'est une cause de langueur et de dépérissement qu'on ne saurait expliquer d'une autre manière.

Iudustrie lainière.

Le battage de la laine incommode fort peu les ouvriers. Cependant celui que l'on fait subir aux laines teintes ou chaulées qui ont été mal lavées ou ne l'ont point été du tout, et le peignage à sec des couvertures, dégagent une grande quantité de poussière, font tousser les ouvriers, et provoquent des maladies du poumon.

La température des séchoirs et des ateliers de filage n'est point élevée et n'incommode en aucune manière.

Les cardeurs, les fileurs, les peigneurs, les dévideurs, etc., ne paraissent pas être plus sujets que d'autres à certaines maladies, mais des douleurs rhumatismales attaquent souvent les laveurs, les teinturiers, parce qu'ils travaillent plus ou moins dans l'eau.

Les ouvriers des filatures et des tissages de laine sont donc exposés à moins de causes insalubres que ceux des fabriques de coton. Les ateliers où l'on tisse les étoffes sont moins enfoncés en terre, et partant moins humides.

Industrie de la soie.

Les manufactures de soie ne présentent des causes d'insalubrité que dans les opérations de cardage de la filoselle et du tirage des cocons. De pauvres femmes assises toute la journée, pendant les plus fortes chaleurs, auprès d'un fourneau et d'une bassine d'eau bouillante, tirant la soie du cocon au milieu d'émanations infectes que répandent les chrysalides, et les *tourneuses* qui les aident en faisant marcher le dévidoir, ont été considérées avec raison par tous les médecins comme soumises à des influences extrêmement nuisibles. Les maladies les plus fréquentes sont les bouffissures du visage, les furoncles, les panaris, les catharres, les congestions pulmonaires, les crachements de sang, l'anasarque.

La santé des tisserands s'altère à cause du séjour prolongé qu'ils font dans des lieux bas et humides, où la lumière et l'air arrivent à peine, et où le soleil ne pénètre jamais : les affections scorbutiques, scrofuleuses, rhumatismales, sont l'effet le plus ordinaire de ces influences.

La découverte de l'illustre Jacquart a amené d'heureux

changements dans la constitution des ouvriers qui fabriquent des étoffes brochées ou façonnées.

III.

L'action des manufactures sur le développement du corps est bien manifeste, lorsque les tableaux de recensement faits depuis une vingtaine d'année nous apprennent qu'à Lille, où la population ouvrière est la plus chétive de toute la France, le tiers des hommes sont impropres au service, il faudrait dire les quatre cinquièmes, s'il s'agissait exclusivement des ouvriers.

En 1829, lorsque, pour la France entière, il a fallu 186 hommes pour avoir 100 soldats valides, à Rouen, il en fallait 266 ; à Mulhouse, 210 ; à Elbeuf, 268 ; à Nîmes, 247.

Les recherches auxquelles s'est livré M. Charles Dupin pour reconnaître la différence de force et de validité des jeunes gens parvenus à l'âge viril, tel que nous les fournissent, d'une part, les départements essentiellement agricoles ; de l'autre, les départements qui sont surtout industriels et manufacturiers, prouvent aussi l'influence des ateliers, des usines et des manufactures sur la dégradation physique des enfants.

Les résultats des opérations des conseils de révision dans le travail du recrutement, fournissaient, pour la comparaison que le savant statisticien voulait établir, des éléments précieux et d'une authenticité inattaquable.

Il a pris, d'une part, dix départements agricoles ; de l'autre, dix départements manufacturiers ; ceux-ci offrant, pour une étendue de territoire, trois fois autant de patentés industriels que les premiers, et payant en patentes une somme neuf fois aussi considérable. Pour 10,000 jeunes gens capables de supporter les fatigues du service militaire, les dix départements agricoles ne présentent que 4,129 infirmes ou difformes, et réformés comme tels, tandis que les dix départements manufacturiers présentent 9,930 infirmes ou difformes, et réformés comme tels.

Dans les limites extrêmes de cette affligeante statistique, nous trouvons pour 10,000 jeunes gens en état de supporter les fatigues militaires :

Dans la Marne....	10,309	infirmes ou difformes ;	
Dans la Seine-Inf..	11,990	—	—
Dans l'Eure......	14,451	—	—

Afin d'obtenir 100 hommes assez robustes pour porter les armes, il faut rejeter comme débiles, infirmes ou difformes :

A Rouen..........	170	jeunes gens de 20 ans ;	
A Elbeuf..........	170	—	—
A Bolbec..........	500	—	—

Les influences d'une mauvaise condition hygiénique, telles que des habitations étroites, humides, mal aérées, une nourriture insuffisante et des habitudes de débauche, jouent, dans cette détérioration de l'organisme, un rôle assez important, puisqu'on observe, avec la même industrie, des différences remarquables dans la santé et la constitution des ouvriers de plusieurs manufactures. C'est ainsi que les ouvriers de Roubaix et de Turcoing, bien nourris, bien logés, rangés dans leur conduite, sont très-supérieurs en force et en santé à ceux de Lille et de Rouen.

IV.

A entendre certains économistes qui ont fait preuve en cela de plus de philanthropie que de lumières, les *machines* tendent à l'abrutissement des ouvriers employés dans nos manufactures. D'après eux, l'industrie développée comme elle l'est en France ne peut qu'aggraver le sort des ouvriers en détériorant leur intelligence ainsi que leur santé ; mais ce sont là des déclamations qui portent à faux.

Si, dans les machines, la rapidité des rouages, des courroies de transmission, la force des arbres en fer nécessitent de la part de l'ouvrier une prudence, une observation continuelle ; si le moindre oubli de ces règles peut lui coûter instantanément la vie, la perte d'un membre ou une blessure grave, il est incontestable que l'introduction de ces moteurs dans les manufactures, en enlevant aux ouvriers les travaux les plus rudes et les plus fatigans, ménagent leurs forces et leur santé.

Qui n'a encore entendu dire : « Par les machines on produit trop. »

On produit trop ! Demandez à ces malheureux que vous pouvez rencontrer en France, à chaque pas, qui vont sans bas, sans souliers, sans chemise, s'ils trouvent qu'on a trop produit.

« Les machines sont la cause de la misère des ouvriers. »

On doit reconnaître que les machines, au moment de leur introduction, déclassent le travail, et jettent sur la place une quantité de bras inoccupés. Mais c'est là un malheur passager et inévitable que l'industrie étrangère force la nôtre à subir. « La question pour les ouvriers, dit M. Villermé, est celle-ci : — point de travail, ou du travail aux mêmes conditions que les ouvriers étrangers. — Et pour les fabricans, elle est de se ruiner ou de produire également, aux même conditions que l'industrie étrangère. »

Si nous considérons maintenant quels sont les avantages que les ouvriers ont retiré sous le rapport de la santé et de la dimiminution de leurs fatigues, des applications de la mécanique à l'industrie manufacturière, on reconnaît qu'en ce point la balance est toute à leur profit. C'est surtout dans la substitution de la vapeur et des chutes d'eau à la force des bras comme premier moteur, que l'affranchissement de l'homme est appréciable.

V.

Que n'a-t-on pas dit sur la dépravation des mœurs des ouvriers et des ouvrières de certaines manufactures ?

Les uns ont mis tout le mal sur le rapprochement des hommes et des femmes dans les grands ateliers, espèce de caravansérail, où les âges et les sexes se trouvent mêlés; rapprochement qui porte avec lui la corruption et ses suites déplorables. C'est alors que de pauvres petites malheureuses apprennent tous les mystères du vice et toutes ses phases impures; aussi quels résultats! la flétrissure à dix ans, la maternité à quinze, l'infamie acceptée sans honte et sans remords.

D'autres ont parlé de l'insuffisance du salaire.

Le salaire, ont-ils dit, c'est la nourriture, l'habit, le logement; l'ouvrière est donc mal nourrie, mal vêtue, mal logée; elle languit dans la gêne, souvent dans la misère, qui achève d'épuiser sa constitution. Et comme la privation des jouissances n'en éteint point le goût ni le désir, comme ce besoin est mauvais conseiller et triomphe des faibles résistances d'une conscience sans lumière, le libertinage, puis les excès de tout genre viennent consommer l'œuvre de destruction commencée par la détresse.

Enfin M. Villermé a observé que les chômages périodiques de certaines manufactures qui occupent des jeunes filles à certaines époques de l'année, et qui cessent brusquement de leur fournir du travail quand cette époque est passée, deviennent une source inévitable de désordres pour les mœurs. A cette occasion, il cite avec éloge l'exemple donné par quelques fabricants qui, sans presque aucun sacrifice de leur part, fournissent durant le chômage une autre occupation à leurs ouvrières; alors elles gagnent moins, il est vrai, mais elles ne cessent pas de recevoir des salaires, et celles qui sont honnêtes ne sont pas contraintes, comme cela arrive dans plusieurs villes, de recourir au libertinage pour vivre durant la suspension de la commande.

LES INHUMATIONS.

Danger des inhumations précipitées. — Utilité de créer partout un service médical de vérification des décès. — Du lieu destiné aux sépultures.

I.

On peut être enterré vivant.

Ces cas affreux sont moins fréquents que des imaginations trop vives se sont plu à le répandre ; mais ils sont nombreux, et attestés par l'histoire de tous les temps, de tous les peuples.

Asclépiade, Empédocle, disciple de Pythagore, ont rappelé à la vie des personnes que l'on croyait mortes ; Ambroise Paré a préservé de l'inhumation deux hommes asphyxiés par la vapeur du charbon que ses soins ranimèrent ; Rigaudeaux a sauvé une femme attaquée de convulsions et que les assistants avaient ensevelie à deux reprises.

Qui ne connaît l'histoire de François de Civille, deux fois enterré ; celle du célèbre Winslow que l'on ensevelit deux fois, et la tragique fin de l'immortel auteur de Manon Lescaut, se réveillant pour mourir sous le scalpel d'une homicide autopsie ! (Mel Levy).

Voici un fait qui s'est passé il y a quinze ans et qui a été cité par Orfila :

A la fin d'octobre 1837, M. Deschamps, habitant la Guillotière, à Lyon, mourut à la suite d'une courte indisposition; ses obsèques furent commandées pour le surlendemain : ce jour là de bonne heure arrivent devant la maison du défunt prêtres et bedeaux, inspecteurs des convois et porteurs.

Au moment fatal où l'on allait clouer la planche de sapin qui ferme la bière, quels ne furent pas l'étonnement et l'effroi de tous les assistants en voyant le corps se lever dans son suaire, se mettre sur son séant et demander à manger !

Tout le monde allait fuir épouvanté, lorsqu'on reconnut que ce n'était point un fantôme, mais bien M. Deschanps lui-même, qui revenait très-heureusement d'un sommeil léthargique que l'on avait pris pour la mort. On lui prodigua de suite tous les soins nécessaires, et bientôt son état n'inspira plus aucune inquiétude.

Lors de son réveil, il affirma que, dans son état léthargique, il entendait tout ce qui se passait ou se disait autour de lui, sans pouvoir faire un mouvement ni exprimer ses sensations, supplice horrible qu'il faut avoir éprouvé pour le comprendre.

D'après une statistique officielle, le chiffre des enterrements prématurés que des circonstances fortuites ont seuls permis d'interrompre, s'élève en France de 1833 à 1844, à 94.

Dans le nombre, 35 personnes sont sorties de léthargie elles-mêmes, au moment où l'on allait commencer la cérémonie des funérailles ;

13 se sont réveillées sous l'excitation des soins prodigués par la tendresse de leur famille.

7 par suite de la chûte du cercueil où elles étaient renfermées.

9 ont dû leur salut à des piqûres qu'on leur faisait éprouver en les attachant dans leur linceul ;

5 à des suffocations qu'elles éprouvaient dans le cercueil ;

19 à des retards fortuits apportés à l'enterrement;

6 à des retards volontaires ayant pour cause des doutes sur la mort.

La vérification des décès est donc un des sujets les plus sérieux de l'administration publique, puisque tout homme a le droit de réclamer des garanties contre des erreurs redoutables et de demander qu'on s'assure s'il a bien réellement cessé de vivre avant de l'ensevelir.

L'article 77 du Code civil, dira-t-on, règle la matière, puisqu'il prescrit « qu'aucune inhumation ne sera faite sans » une autorisation, sur papier libre et sans frais, de » l'officier de l'état civil, qui ne pourra la délivrer qu'après » s'être transporté auprès de la personne décédée pour s'as- » surer du décès, et que vingt-quatre heures après le dé- » cès, hors les cas prévus par les réglements de police. »

Mais, le délai de vingt-quatre heures avant l'inhumation est insuffisant, dans beaucoup de cas : tels que les morts subites et les décès à la suite de maladies nerveuses; et puis l'officier de l'état civil ne vérifie rien. Le ferait-il, son incompétence rendrait son zèle inutile pour apprécier si la mort est réelle ou non, si elle résulte d'une cause naturelle ou d'une cause violente.

Toutefois, hâtons-nous de le dire, si en province on a semblé ne pas comprendre qu'il s'agit ici de la vie des citoyens; que plus d'un crime est resté de la sorte caché à tous les yeux, et que l'impunité a pu encourager plus d'un coupable, à Paris, un administrateur éclairé, Frochot, s'attachant, non à la lettre, mais bien à l'esprit de la loi, comprit combien il était urgent de règlementer une mesure dont la loi avait mal déterminé l'exécution. Il rendit un arrêté qui a été la base de toutes les dispositions qu'on a adoptées ultérieurement, et dans lequel les maires et adjoints sont tenus de faire choix, dans leurs communes et arrondissements, d'un ou de deux médecins pour constater les décès avant de procéder à l'inhumation.

Voici en peu de mots le mécanisme à l'aide duquel marche cette organisation : Le décès déclaré par deux témoins, aux termes de la loi, le maire expédie au médecin vérificateur, sous le titre de mandat de visite, l'ordre de se transporter au domicile du décédé, de s'y faire représenter le corps, de constater le décès, d'indiquer les causes et de lui adresser immédiatement un rapport.

Le médecin doit, sur cet ordre, effectuer à l'instant sa visite, en dresser un procès-verbal, dans lequel, indépendamment du fait principal qu'il atteste, il relate les noms, prénoms, sexe, âge du décédé, l'état de mariage, la profession, la date précise de la mort, le quartier, la rue et le numéro du domicile, l'étage et l'exposition du logement, la nature et la durée de la maladie, les causes antécédentes et les complications survenues, les motifs qui militent pour l'ouverture du cadavre, les noms des personnes ayant titre ou nom qui ont fourni les médicaments nécessaires et de celles qui ont donné des soins au malade.

Le même arrêté prescrit en outre des dispositions que l'on ne saurait trop recommander aux familles. Il porte que les personnes qui se trouvent auprès d'un malade, au moment de son décès présumé, éviteront de lui couvrir et de lui envelopper le visage, de faire enlever le corps de son lit pour le déposer sur un sommier de paille ou de crin, et de l'exposer à un air trop froid.

« Si nous embellissons par des monuments la demeure » de l'homme vivant, disait M. de Rambuteau, le 29 mars » 1839, au conseil municipal de Paris, en lui proposant » des moyens de contrôle ou de contre-vérification propres » à améliorer ce service ; si nous lui donnons des écoles, » des temples pour son éducation et ses besoins religieux ; » du pain quand il en manque, un asile dans nos hôpitaux » quand il souffre ; en un mot, si nous ne négligeons rien » pour augmenter son bien-être et soulager ses maux pen- » dant qu'il compte encore parmi nous, nous ne reculerons

» pas devant un léger sacrifice pour qu'il emporte en nous » quittant la certitude que le dernier service qu'il attend » de nous, celui de s'assurer qu'il a bien réellement cessé » de vivre avant de l'ensevelir, lui sera rendu avec la » fidélité, le scrupule que la loi lui promet, et qu'elle nous » commande. »

Il ne reste qu'à étendre à toute la France l'institution de cette expertise solennelle, et à la confier à des hommes qui en comprennent l'importance et qui ont les connaissances nécessaires pour s'en acquitter avec sûreté.

II.

Pour être complet, nous aurions maintenant à exposer de quelle manière les divers peuples de l'antiquité procédaient aux inhumations; nous aurions à rechercher les motifs qui avaient amené l'usage, jusqu'au XVIIIe siècle, d'inhumer les corps dans les églises et dans les cimetières renfermés dans les villes, et à faire voir combien cette funeste coutume compromettait la salubrité publique. Les détails dans lesquels nous sommes entrés, sur les inhumations, dans nos *recherches historiques sur les grandes épidémies qui ont régné à Nantes depuis le VIe jusqu'au XIXe siècle*, nous obligent de borner ce chapitre à ses véritables limites, en considérant seulement ce sujet dans ses rapports avec l'état actuel de nos usages.

On inhume généralement les décédés dans des enclos appelés *cimetières*.

Ils étaient, il n'y a pas encore longtemps, établis dans l'intérieur des villages et des villes dans des terrains contigus aux églises. On s'inquiétait peu de la nature et de la position du sol, ainsi que de son étendue relativement à l'état de la population, et, malgré les inconvénients graves qui résultaient de cette imprévoyance, on laissa subsister l'abus pendant des siècles sans songer à y remédier.

Depuis longtemps, cependant, tout le monde reconnaissait le mal que faisait à la santé publique la funeste coutume d'inhumer dans les églises et dans les cimetières placés dans l'intérieur des villes ; et partout, néanmoins, les choses restaient dans le même état.

Les plaintes prirent assez de consistance pour que les parlements, par des arrêts, décidassent qu'à l'avenir aucune inhumation ne serait plus faite dans les églises et dans les cimetières existant à l'intérieur des villes.

Une mesure si sage rencontra pourtant, dans son exécution, des obstacles. Le 10 mars 1776, intervint une déclaration du roi, laquelle disposait, entre autres choses, « que » les cimetières qui pourraient nuire à la salubrité de l'air, » seront portés, autant que les circonstances le permettront, » hors de ladite enceinte. Le roi se réserve, au surplus, de » pourvoir sur ce qui concerne les cimetières de sa bonne » ville de Paris. »

Ce ne fut qu'en 1780 que la réforme fut à peu près générale, et que cette révolution hygiénique s'opéra.

Aujourd'hui de nombreux réglements existent sur les inhumations : c'est l'article 1er du décret du 23 prairial an XII, qui défend d'inhumer dans les églises, ni autres endroits où l'on se rassemble pour l'exercice des cultes, ni dans l'enceinte des villes et bourgs ;

Ce sont les articles 2 et 3 du même décret, qui exigent que les cimetières soient établis à la distance de 18 à 20 toises de l'enceinte des villes et des bourgs ; qu'ils soient clos de murs d'une toise au moins d'élévation, et que l'on choisisse de préférence les terrains situés au nord ;

Ce sont les articles 4 et 5, qui ordonnent que les fosses aient un mètre et demi à deux mètres de profondeur sur huit décimètres de largeur; qu'elles soient ensuite remplies de terre bien foulée, et que chaque fosse soit distante l'une de l'autre de trois à quatre décimètres sur les côtés, et de quatre à cinq à la tête et au pied ;

C'est l'article 6, qui ordonne que l'ouverture des fosses n'ait lieu que de cinq ans en cinq ans ; que les cimetières soient cinq fois plus grands que l'espace nécessaire pour le nombre présumé des morts par an ;

Ce sont les articles 8 et 9 du même décret, qui exigent que les cimetières fermés ne servent à aucun usage pendant les cinq années suivantes ; qu'ils pourront ensuite être affermés, mais pour n'être qu'ensemencés ou plantés, sans qu'on puisse y faire aucune fouille, ni fondation pour construction, jusqu'à ce qu'il en soit autrement ordonné ;

C'est, enfin, le décret du 7 mars 1808, qui défend d'élever aucune habitation, ni de creuser aucun puits, à une distance moindre de cent mètres des cimetières.

LES HABITATIONS.

De la situation et de l'exposition qu'il convient de donner aux habitations. — De la disposition intérieure. — Des ouvertures. — Des constructions récentes. — Les villages. — Les bourgs — Les villes. — Les maisons ouvrières.

I.

L'*habitation*, ce sujet qui semble au premier aperçu n'intéresser que l'architecte, tient, cependant, par de nombreux rapports, aux sciences médicales.

Etudiées sous le point de vue de l'hygiène, le médecin envisage les habitations relativement au lieu où elles doivent être placées, au genre de matériaux qu'il faut mettre en usage ponr leur construction, aux dispositions les plus avantageuses qu'il convient de leur donner, à l'influence sur la santé des objets qui s'y trouvent contenus.

L'hygiéniste en déterminant quels doivent être les effets des différentes expôsitions relativement aux vents ; ceux des situations relativement au sol et aux eaux, ainsi que toutes les causes qui modifient et le tempéramment et la constitution des individus qui habitent tel pays, telle ville, tel quartier et telle maison ; le médecin, dis-je, en déterminant la nature de ces divers modificateurs et leur influence sur l'homme, sur la population, traite un sujet important puisqu'il place les bases sur lesquelles doivent reposer les lois ou les mesures de police, relativement à la manière dont il serait à désirer que les habitations publiques ou particulières devraient être disposées.

II.

Une habitation rurale doit être bâtie, autant que possible, sur le penchant d'une colline, ou sur une hauteur médiocre, éloignée de l'eau, séparée des arbres par un espace assez considérable pour laisser un libre accès à la lumière, à l'air et aux vents du sud et de l'est.

Si vous placez votre maison sur un terrain humide, dans un lieu bas, dominé par des montagnes, entouré de bois, d'étangs et d'eaux stagnantes, elle sera insalubre. C'est ainsi que les fossés, où croupissaient une eau corrompue par des détritus de végétaux et d'animaux, rendaient autrefois les châteaux des séjours plus ou moins malsains.

Les habitations qui sont plus basses que le sol qui les environne sont insalubres; telles sont souvent celles des paysans. Leurs maisons sont alors humides, surtout, si, comme cela existe presque toujours, elles ne sont point carrelées. L'eau qu'on y répand, celle qui filtre à travers les terres sur lesquelles elles s'appuient, celles des fumiers qui y sont adossés, rendent le séjour de ces habitations plus ou moins nuisible à la santé. Le paysan robuste ne sent pas d'abord les influences fâcheuses de cette humidité, mais elles agissent à la longue. On en voit les effets les plus nuisibles dans la constitution des enfants ainsi que dans les maladies qui les attaquent.

Relativement à beaucoup de maisons de ferme, on peut dire que la civilisation n'a pas encore passé par là. Leurs convenances, par rapport à la salubrité, ne seront effectuées probablement que par le temps. C'est aux propriétaires à les reconstruire à l'avenir sur un plan plus commode et plus salutaire à la fois.

III.

Les habitations situées sur les collines et les montagnes sont placées dans des conditions favorables à la santé, parce que l'air y est plus sec, plus vif et plus pur, la ventilation plus active. On sait depuis longtemps que la probabilité de la vie est plus grande dans la partie la plus élevée de l'enceinte des villes, que dans la basse.

A de grandes élévations, cependant, par suite de la diminution qu'on observe dans l'atmosphère, on peut éprouver des accidents plus ou moins graves. C'est ainsi qu'un médecin, traversant le Simplon, consulté par les religieux qui habitent le sommet de cette montagne, apprit d'eux qu'ils étaient prédisposés aux maladies du cœur. Aussi ne restaient-ils pas longtemps dans le couvent et ne prenaient-ils l'engagement de n'y séjourner que trois années.

L'exposition qu'il est importont de donner à la demeure de l'homme varie suivant une foule de circonstances. En la supposant située dans une plaine et dans un climat tempéré, il sera bon que, dans notre hémisphère, elle soit dirigée vers l'orient ou le midi. Dans nos climats, il faut toujours se préserver de l'action des vents d'ouest, soit directs, soit avec inclinaison vers le nord ; car, ces vents, passant sur des mers très vastes, sont humides et froids. En général, toutes les expositions qui permettent au soleil de pénétrer dans l'intérieur des habitations sont bonnes. Celle du nord est mauvaise ; aussi remarque-t-on, dans les montagnes, une grande différence entre les habitants du revers méridional et ceux qui vivent sur le côté septentrional. Chez ces derniers, dominent le tempérament lymphatique et la disposition aux scrofules, tandis que les autres sont secs et vigoureux.

IV.

Quelqu'avantageuse que soit la position d'une habitation, elle peut être annihilée par la disposition intérieure. Ainsi des fenêtres étroites, des salles dont la grandeur est hors de proportion avec les ouvertures nuisent à la bonne distribution de la lumière ; et cependant s'il est une condition qni contribue à rendre les maisons salubres, ce sont les ouvertures nombreuses, de grande dimension.

Cette disposition que l'on donne à une habitation exerce une influence remarquable sur la santé, sur la constitution de ceux qui y demeurent. Autrefois, on n'appréciait pas les avantages que présentent les grandes ouvertures. Aussi voit-on, dans toutes les maisons qui datent de quelques siécles, des fenêtres où l'air et le soleil peuvent à peine passer.

Quoi qu'il y ait eu progrès, on remarque encore des constructions particulières, et ce qui est plus fâcheux, des établissements publics, où le nombre et la grandeur des ouvertures ne sont pas en rapport avec les préceptes de l'hygiène.

Parlerai-je de la contribution des portes et fenêtres, qui n'est qu'un impôt sur la lumière et le renouvellement de l'air ? Mentionnerai-je son influence sur le nombre des ouvertures d'une maison ?

Dans un ouvrage présenté, il y a plusieurs années, à l'academie des sciences, un auteur dont je ne me rappelle plus le nom, établit qu'il y a un rapport direct entre les lumières de l'esprit et celle qui pénètre par l'ouverture de nos maisons, et que ce rapport entre l'instruction et le nombre des ouvertures est parfait, c'est-à-dire que plus il y a de portes et de fenêtres, plus il y a d'instruction, et réciproquement.

On voit, d'après cette opinion, qui est plus plaisante que vraie, qu'il faudrait considérer comme des personnages les plus instruits ceux qui habitent les hôtels percés de grandes ouvertures. Ce qu'il y a de réel dans cette influence, c'est la modification morbide qu'amène, chez les individus privés de lumière, la constitution scrofuleuse.

Les cheminées concourent aussi efficacement que les fenêtres au renouvellement de l'air des habitations, elles sont même indispensables dans les maisons simples en profondeur et qui n'ont d'ouvertures que d'un seul côté. Les chambres où l'on couche devraient toujours en être pourvues, et il faut, pendant l'été, s'abstenir de les boucher, surtout la nuit.

Les effets produits par l'altération de l'air des habitations sont toujours graves. Tantôt ils consistent en accidents subits qui, comme l'*asphyxie*, peuvent mettre rapidement la vie en danger; tantôt ils se manifestent par la *fièvre typhoïde*; tantôt enfin, se developpant avec lenteur, et par cela même excitant moins de défiance, ils ne deviennent apparents qu'après avoir jeté de profondes racines et miné sourdement la constitution. L'*étiolement* et surtout les *scrofules* appartiennent à ce dernier ordre d'effets.

Il ne suffit donc pas de dire qu'il faut que les jeunes personnes, par exemple, respirent un air pur, habitent un lieu sain, médiocrement sec et élevé, à une bonne exposition, pour qu'elles développent et fortifient leur tempérament. Personne n'ignore ces vérités, et pourtant, que l'on entre dans un appartement de jeune fille à laquelle des parents dans l'opulence prodiguent tous leurs soins avec tendresse, rien n'y est moins pratiqué que le point important d'hygiène dont nous parlons, l'altération de l'air. Là, une alcôve, enfoncée dans un demi-jour, entourée de vastes rideaux, renferme un air étouffant et des vapeurs méphitiques exhalées par la transpiration et par la respiration; ici, des fleurs réunies dans des vases répandent à la vérité des aromes suaves, mais dont la continuité entête ou cause la migraine. Enfin, pour comble de mal, des fenêtres hermétiquement fermées à la moindre pluie, au moindre froid, entourées de doubles rideaux et de stores, défendent le libre accès de l'air pur et de la lumière vive et bienfaisante du soleil.

Que dirai-je du portier et de sa loge, cette cage divisée, non par étage, mais par une *soupente*, et dans laquelle on place un ménage! un homme, une femme, des enfants, leur cuisine, leur lit, leur atelier, le tout renfermé dans un espace de dix pieds carrés.

La pudeur, la propreté, la santé deviennent ce qu'elles peuvent. C'est là que naissent des générations naines et scrofuleuses.

Dans les classes pauvres, cette influence d'un air altéré sur la constitution et la santé est bien manifeste. C'est à elle, plus qu'à une alimentation insuffisante et de mauvaise qualité, qu'il faut attribuer cet abâtardissement de l'espèce humaine; ces enfants pâles, étiolés et scrofuleux qui perpétuent une race profondément altérée, et pour laquelle l'hôpital est un asile auquel elle doit avoir souvent recours, avant d'y trouver le terme de ses souffrances et de sa vie.

V.

A peine une maison est-elle bâtie que l'on voit des personnes se présenter pour l'occuper; quelquefois les maisons sont à livrer même avant qu'elles soient achevées. Rien, cependant, n'est plus dangereux que cette pratique, car, en général, dans les premiers mois qui suivent la construction d'une maison, elle est toujours plus ou moins humide.

Les médecins ne savent que trop à combien de maladies s'exposent les personnes qui ne craignent pas, suivant l'expresssion populaire, *d'essuyer* les *plâtres*; et ils voient tous les jours des individus qui sont affligés de douleurs rhumatismales, d'affections de poitrine, pour avoir travaillé ou couché dans des appartements dont les murs n'étaient pas encore bien secs !

Afin de satisfaire aux exigences de cette partie de l'hygiène publique, le conseil municipal de Turin vient de prendre une mesure sage, mais trop absolue, en arrêtant qu'à l'avenir, les maisons nouvellement bâties ne pourront être habitées qu'après que deux étés se seront écoulés depuis leur construction.

Nous ne serons point aussi sévère que l'administration municipale de Turin, et nous pensons qu'un arrêté qui fixerait à une année seulement le temps où la location d'une habitation neuve devrait être permise, offrirait des garanties suffisantes. Nous dirons même qu'en général, on peut habiter sans danger les maisons récemment bâties, cinq ou six mois après qu'elles ont été terminées, lorsque les maisons sont bien exposées et que la circulation de l'air dans les appartements est favorisée par l'étendue spacieuse des rues et des cours.

VI.

Si l'on examine les constructions qui servent, dans quelques départements, d'habitations aux paysans, on est frappé ainsi que nous l'avons dit, des conditions anti-hygiéniques au milieu desquelles beaucoup sont placées.

L'immense majorité des villages et des fermes est située dans des lieux bas et humides, autant que possible au voisinage de mares rendues infectes par les détritus de végétaux qui s'y accumulent.

Au milieu de cette atmosphère putride s'élèvent des maisons mal édifiées, encombrées d'individus, qui, au nombre de huit à dix, habitent une pièce de bas étage, ayant à peine cinq mètres sur chaque face, ne recevant le jour et l'air que d'une seule fenêtre et encore ne l'ouvre-t-on pas, tant on est persuadé qu'une semblable ouverture n'a été inventée que pour éclairer.

Chez quelques pauvres journaliers, des habitations consistant en cabanes extrêmement humides servent à toute une famille, qui a pour lit un peu de paille ; et trop souvent le porc qu'ils élèvent séjourne auprès d'eux couché sur des immondices infects qu'on n'enlève que rarement.

Il y a des villages où, après avoir enlevé les fumiers, on conserve les mares dans la même place.

Cette eau corrompue, qui croupit pendant les chaleurs de l'été, laisse exhaler des vapeurs nuisibles et en plus grande quantité que les fumiers.

Qui n'a senti l'infection de ces mares, et qui peut douter qu'elles ne soient des causes de maladies ? Il serait à souhaiter qu'on portât remède à cet état de choses, en éloignant et les mares et les fumiers, le plus qu'il est possible, des lieux habités.

— Mais, objectera-t-on, où voulez-vous que les malheureux transportent leurs fumiers, dont la vente suffit quelquefois pour payer le loyer de la cabane qu'ils habitent?

— Ne pourrait-on pas, comme dans les villes, avoir un répurgateur, et distribuer aux malheureux qui tiraient profit de leurs ordures l'argent que donnerait un fermier pour devenir adjudicataire des fumiers de tel et tel village ? Les immondices alors seraient enlevées plusieurs fois la semaine, et, ce qui les fait vivre, selon eux, ne serait plus, selon moi, une cause de mort.

Cette réforme s'appliquerait particulièrement aux localités qui comptent un certain nombre de maisons; là, les effets des matières animales et végétales en putréfaction se font sentir d'une manière fâcheuse, tandis que dans les champs, où les exhalaisons se répandent dans une grande étendue d'air et continuellement renouvelé, elles n'offrent aucun danger.

Parmi les causes d'insalubrité qui exercent une funeste influence sur les paysans, n'oublions point le *rouissage du chanvre* tel qu'il est usité dans quelques départements.

L'infection de l'air par le rouissage du chanvre dans une eau stagnante est un fait tellement connu, tellement avéré, qu'il a servi de motif à un réglement de police. Il est défendu de faire rouir du chanvre dans l'enceinte des villes, dans le voisinage des habitations et dans les eaux courantes qui servent à la boisson des hommes et des animaux. (inst. du ministre de l'intérieur, 7 messidor an XII).

Dans beaucoup de localités, on fait rouir le chanvre dans des mares exposées au soleil, et placées presque toujours auprès et sous le vent des habitations. Là se fait une fermentation végétale très-odorante et très-active, ainsi qu'un dégagement abondant, pendant l'été, d'émanations pernicieuses au plus haut degré.

Les personnes qui sont saisies par le sommeil auprès des champs couverts de chanvre éprouvent quelquefois, en s'éveillant, des éblouissements, des vertiges et une sorte d'ivresse.

Ces faits ont été maintes fois observés.

VII.

Dans beaucoup de bourgs, on voit pareillement de nombreuses causes d'insalubrité : ce sont aussi des fosses dans lesquelles croupissent des eaux stagnantes ; des tas de fumier en putréfaction devant chaque maison.

La police sanitaire y est pour ainsi dire ignorée, de sorte que les ordures et les cadavres d'animaux que l'on jette dans des cours n'appellent point la vigilance de l'autorité locale. Ces cours, dans lesquelles habitent plusieurs ménages, doivent être considérées comme de véritables foyers d'infection, dont les effets se font sentir sur les malheureux qui y ont établi leur demeure.

Leur chétive constitution prouve assez l'influence nuisible des causes d'insalubrité au milieu desquelles ils sont placés.

VIII.

Les villes n'ont pas eu toujours l'aspect qu'elles offrent aujourd'hui. Exposées aux invasions, agitées par des dissentions intestines, attaquées par des seigneurs ou des rois, elles furent dans la nécessité de s'entourer de remparts et de fossés pour se mettre à l'abri des aggresions imprévues ou des coups de main qu'elles avaient sans cesse à redouter.

Mais dans ces fossés croupissaient des eaux stagnantes; les maisons, entassées les unes sur les autres, ne présentaient que des ouvertures basses et retrécies; les places étaient rares ; les rues anguleuses, sombres et non pavées, étaient remplies d'immondices.

Le défaut de pavés avait des conséquences fâcheuses; car non seulement le sol conservait plus longtemps l'humidité, mais encore il s'imprègnait profondement de la décomposition des matières animales et laissait dégager des émanations délétères. Cet état de choses exista, à Paris, jusqu'au XIIe siècle. D'après Rigord, Philippe-Auguste, se trouvant incommodé des exhalaisons poussées par les immondices des rues, qui pénétraient jusque dans son palais, ordonna au prévot de Paris, en 1184, de faire paver toutes les rues et toutes les places publiques de la ville.

Le *pavage* oppose un obstacle aux réactions réciproques de l'atmosphère et du sol ; il est la condition première de la propreté des rues, qui, sans lui, présenteraient une surface marécageuse. Non seulement le pavage oblitère en quelque sorte une large source d'émanations délétères, mais encore il facilite le lavage des rues, l'écoulement des eaux pluviales.

Après le balayage, le meilleur moyen d'entretenir la propreté des rues consiste dans la multiplication des fontaines et des égouts. Partout où il y a de l'eau, il est possible d'établir un système d'irrigation, qui, ménagé avec intelligence, permet de nettoyer rapidement et à heure fixe les rues sales et infestées des vieux quartiers. Ajoutons que cette grande quantité d'eau qu'on répand journellement sur le sol, tempère beaucoup la chaleur pendant l'été, et qu'en s'écoulant par les égoûts, elle contribue puissamment à les désinfester et à les désobstruer.

Plusieurs conditions rendent une rue plus ou moins insalubre : ici, c'est la malpropreté de la voie publique, les émanations qui se dégagent de certains ateliers ; plus loin ce sont des maisons trop hautes et séparées seulement les unes des autres par des espaces étroits, qui rendent la rue malsaine, parce que l'air y est difficilement renouvelé, que la lumière n'y pénètre pas et que le sol est toujours humide. Ce serait donc un règlement à la fois plein de sagesse et d'utilité publique que celui qui proscrirait, pour les maisons, une élévation égale à la largueur même des rues où elles seraient bâties, de telle sorte que l'une de ces dimensions fût toujours la mesure exacte de l'autre.

Husty a dit avec raison que les rues sont aux villes ce que les poumons sont au corps humain, que plus une ville est grande, plus les rues doivent être larges et percées de manière à y faciliter le renouvellement de l'air.

La direction des rues suivant l'exposition du terrain qui avoisine la ville, et selon les vents qui y dominent, a aussi une grande influence sur la salubrité de la cité. Evitez surtout que les rues ne donnent un accès immédiat aux vents qui auraient traversé des terrains marécageux.

On doit également mettre au nombre des causes d'insalubrité l'agglomération d'individus dans des bâtiments trop étroits, le peu d'inclinaison des ruisseaux, le mauvais état des pavés qui, manquant en quelques endroits, forment des cavités dans lesquelles les eaux croupissent et finissent par devenir des cloaques infects ; le non enlèvement des boues et des matières que l'on jette sur le pavé ; la petitesse des cours ; le mauvais état des plombs, des gargouilles, des égouts, des puits, des puisards, des latrines, le trop peu d'air et de jour qu'on laisse pénétrer dans les pièces les plus habitées.

Nous pouvons encore considérer comme insalubres les *passages* dont les boutiques sont obscures, sans ventilation convenable.

Le soir, quand tous les becs de gaz qui éclairent certains passages et leurs magasins sont allumés, l'élévation de la température est considérable et une odeur plus ou moins fétide s'y exhale.

IX.

S'il est évident, et nous nous plaisons à le constater, qu'à l'époque actuelle, les améliorations et les progrès successifs qui ont été apportés dans le service de la voirie des villes ont fait disparaître presque complètement les conditions d'insalubrité dans les rues et sur les places, la sollicitude de l'administration doit se porter, dans les quartiers pauvres, sur l'agglomération des maisons, leur saleté, le défaut de lumière, d'air, leur humidité, leur encombrement, qui y entretiennent des causes permanentes d'infection, et contribuent, avec la misère des individus qui les habitent, à faire naître des maladies et à les propager.

On a appelé aussi l'attention de l'administration municipale sur les *chambrées*, où s'entassent des marchands ambulants, des manœuvres et tous les artisans qui ne peuvent dépenser que 10 ou 15 centimes pour leur coucher. C'est là où la *fièvre typhoïde* exerce ses ravages sur tant de jeunes ouvriers peu après leur arrivée à Paris.

On a signalé également les *logeurs à la nuit* qui donnent asile aux vagabonds, aux mendiants des deux sexes, population sans nom, qui perpétue de nos jours les truands d'autrefois.

Nulle part, cette population n'est plus nombreuse qu'à Paris, où elle s'augmente encore de la foule de gens sans aveu qu'y attire sans cesse l'appât d'un gain quelconque. Sans domicile fixe, sans travail assuré, cette classe, qui n'a rien en propre que sa misère et ses vices, après avoir usé le jour sur la voie publique, se retire pendant la nuit dans les *maisons garnies* des différents quartiers de la capitale.

Pour combattre l'état de choses que nous venons de rappeler, relativement à l'insalubrité de certaines habitations, les ordonnances de police n'ont point fait défaut; mais que sont des arrêtés sur la salubrité publique sans une inspection de tous les jours, de toutes les heures, de tous les moments.

X.

Les causes engendrées par les habitations sont permanentes; elles préparent et rendent plus délétères l'action des influences transitoires qui viennent s'y ajouter. Ces causes permanentes tendent, il est vrai, à disparaître par les progrès de la civilisation. L'hygiène des villes a été améliorée, et c'est la raison qui fait qu'elle ne sont plus ravagées par les nombreuses épidémies qui les ont décimées pendant tant de siècles.

Il ne faut point se dissimuler, cependant, tout ce qui reste à faire, particulièrement pour les habitations de la classe pauvre.

Le gouvernement s'est vivement préoccupé de cette question, et il a fait, sur l'assainissement des logements insalubres, une loi qui a été publiée dans le *Moniteur* le 13 avril 1850.

En vertu de cette loi, l'autorité municipale est partout armée du droit d'interdire la location des maisons qui sont reconnues inhabitables par leur défaut d'aération et de clarté, à cause, enfin, de leur insalubrité.

Nantes n'est point restée en arrière dans cette voie d'améliorations; elle a répondu de suite à l'appel du pouvoir central, et une commission présidée par M. Evariste Colombel, alors maire, a recherché, dans les divers quartiers de la ville, les logements qui se trouvent dans les conditions de nature à porter atteinte à la vie ou à la santé des habitants, et elle a indiqué les mesures d'assainissement.

Le mal a été signalé ; il ne reste qu'à y porter remède.

Paris, comme toujours, a donné l'exemple. Dans ce moment, grâce à ses puissantes ressources, la grande ville élargit ses rues, se débarasse de ses sales haillons de plâtre et de charpentes vermoulues; elle se pare d'édifices nouveaux qui prédisent coquettement l'avenir, comme les édifices révérés racontent le passé. Elle a donné aux quais plus d'espace et d'étendue; elle a essayé de les rendre frais et verdoyants; elle ouvre ses carrefours ; elle se borde de trottoirs; elle perce des jours et des points de vue. Partout elle se renouvelle et veut être digne des merveilles et de l'opulence dont le travail et l'industrie sont si prodigues envers elle.

LES PRISONS.

Ce qu'étaient autrefois les maisons de détention. — Ce qu'elles sont aujourd'hui. — Des systèmes pénitentiaires. — Leur influence sur la santé des prisonniers.

I.

Ceux qui ont lu la description des cachots du moyen-âge, où les prisons jouaient un si grand rôle ; ceux qui ont vu les anciennes maisons de détention sans cour, ni promenoir, où les prisonniers ne sortaient jamais de leurs chambres pour jouir du soleil et pour respirer un air moins corrompu, véritables foyers d'infection placés au centre des villes, avec leurs ouvertures étroites, leurs chambres humides et malsaines, avec leurs barreaux de fer si rapprochés qu'ils semblaient laisser passer à regret la lumière, peuvent juger du progrès que nous avons fait dans cette partie importante de l'hygiène publique.

Il faut avoir vu ces pièces si insalubres, où l'on entassait, disons mieux, où l'on enterrait tout vivants la plupart des prisonniers ; il faut avoir vu des cachots de trois mètres de largeur sur quatre de profondeur et renfermant jusqu'à vingt prisonniers pendant des mois entiers ; il faut encore avoir été témoin des changements rapides qui s'opèrent dans l'état physique des détenus placés dans de telles conditions d'insalubrité; il faut avoir senti l'odeur désagréable et toute particulière qui se manifeste dans tous les lieux où les prisonniers sont entassés les uns sur les autres, pour comprendre sans peine les ravages que le *typhus* exerçait dans ces sombres réduits.

Les nouvelles maisons d'arrêt, situées dans des expositions qui leur permettent de recevoir et l'air et le soleil, se trouvent assurément dans de meilleures conditions pour la santé des prisonniers. Mais pourquoi, cependant, toutes les croisées ne sont-elles pas aussi élevées les unes que les autres? Pourquoi, dans beaucoup de villes, sont-elles garnies en dehors d'une hotte en planches qui diminue le jour, et devant laquelle s'élèvent encore des ais qui rendent humides et sombres des chambres qui n'ont pas cinq mètres de hauteur? Pourquoi, dans un grand nombre de prisons où les fenêtres étaient assez grandes, a-t-on laissé les géoliers murer la moitié, les deux tiers ou les trois quarts inférieurs? Les grandes ouvertures, personne ne le contestera, contribuent à rendre les habitations plus salubres; elles doivent être surtout une condition indispensable de salubrité, lorsque des malheureux passent la plus grande partie de la journée dans une chambre commune à plusieurs.

II.

Si, jusqu'ici, la société, en frappant le malfaiteur coupable d'avoir outragé ses lois, ne voyait dans la peine infligée au prisonnier qu'un moyen physique de le placer dans l'impossibilité de nuire; si elle croyait que, quand elle jetait le coupable entre quatre murailles et qu'elle lui avait donné assez de pain pour ne pas mourir de faim, elle avait tout fait, heureuse d'être délivrée du méchant qui avait troublé son repos: aujourd'hui, la question a grandi, il ne s'agit plus d'avilir l'homme pour le rendre à la vertu;

il ne s'agit pas seulement d'enchaîner un malfaiteur, comme on le ferait d'une bête féroce, de l'exposer sur un échafaud à la haîne et à la malédiction publique, et de le jeter dans le pêle-mêle d'une prison commune à cinq cents malheureux traités comme lui, ou de l'envoyer au bagne, — ce régime de terreur, de violence matérielle, d'infamie publique dont l'éternelle flétrissure du galérien forme la base, — ce régime atroce pour celui qui ne s'y habitue pas, plus odieux quand l'âme s'y accoutume à force de dépravation.

Les bagnes ont disparu de notre France; ces cloaques impurs où régnaient la corruption et l'immoralité, horribles écoles où le crime s'instruit, se discipline et s'aguerrit dans une espèce d'enseignement mutuel, et d'où sortent ces grands criminels qui viennent épouvanter la société par leur audace et leur cynisme, ont été supprimés. Leur remplacement par des colonies pénitentiaires sur des rivages éloignés, a été effectué par le gouvernement : c'était là le remède au mal.

— Mais envoyer les forçats à la Guyane, à Madagascar, se sont écrié certains philanthropes, c'est un crime de lèse-humanité : c'est les envoyer au supplice, ils ont été condamnés au bagne et non à la mort.

M. B.-C. Colas (de la Gironde) leur a répondu dans le *Journal des Débats* du 16 mars 1852 : « Si, chaque jour, la » France envoie à la Guyane et à Madagascar des soldats » et des matelots, enfants honnêtes de notre patrie, qui » servent loyalement leur pays, des scélérats peuvent bien » être placés dans des conditions semblables. La Guyane » française, d'ailleurs, n'est pas un pays aussi malsain » qu'on a paru le supposer, et l'île de Madagascar est très- » saine dans l'intérieur et dans la partie nord. Avec des » travaux de dessèchement, ces deux pays ne laisseraient » plus rien à désirer sous le rapport de la salubrité. C'est » précisément à ces travaux que je désire voir employer

» les plus grands coupables, pendant que les autres dépor-
» tés travailleraient à la culture, au défrichement, à l'ex-
» ploitation du sol.

» Si ces travaux devenaient mortels pour quelques uns,
» nous dirions qu'il vaut mieux encore que la mort frappe
» des criminels plutôt que des ouvriers honnêtes, des
» pères de famille laborieux. Les forçats, en assainissant
» les rivages de la Guyane et de Madagascar (car partout
» où l'homme s'établit il développe les éléments de salu-
» brité), rachèteront ainsi leurs crimes, et leur mort sera
» une réparation envers la société, une expiation à l'hu-
» manité ; alors l'échafaud disparaîtra de nos places pu-
» bliques, nos populations cesseront d'assister à ce hideux
» spectacle qui n'empêche pas les crimes, et quelques
» hommes isolés tomberont sur des rivages lointains, sans
» qu'aucune existence humaine ait été inutilement brisée.»

III.

Aujourd'hui, la question pénitentiaire est envisagée sous le point de vue le plus large, et l'on comprend que les prisons doivent être instituées pour améliorer ; qu'en punissant le coupable, elles doivent exercer en même temps sur lui une action salutaire ; qu'il faut qu'elle guérissent les plaies morales dont il est atteint, et le rendent à la société meilleur, plus vertueux.

Pour cet effet, divers systêmes ont été proposés par des criminalistes et des hygiénistes :

Les uns soutiennent qu'en adoptant tel systême, la mortalité est très grande et la folie commune.

D'autres trouvent, au contraire, que toutes les conditions nécessaires à l'entretien de la santé y sont réunis ; ils assurent que les détenus qui n'ont ni préaux, ni récréations, se portent mieux et meurent moins que dans les prisons où l'exercice des préaux leur est accordé ; — que l'isolement de jour et de nuit, avec travail, est non seulement propre à prévenir la peste funeste de la corruption, mais encore à corriger certaines mauvaises dipositions, et à rendre bons sujets des hommes autrefois égarés ; — que l'expérience, enfin, a prouvé que le *système cellulaire* ne nuit nullement à la santé, si toutefois les cellules sont construites au-dessus du sol, bien aérées et bien éclairées, et si les prisonniers sont bien traités d'ailleurs, ainsi que cela a lieu en Amérique.

D'autres disent, — que le système absolu de l'emprisonnement solitaire est un systême barbare, mortel ; — que des cellules, qui n'ont que deux mètres de largeur sur trois de longueur, sont de vrais tombeaux ; — que l'exercice de la parole est indispensable à la conservation de la santé, parce qu'il développe un organe essentiel à la vie ; — que le silence trop prolongé, paralysant l'action de la poitrine, dispose infailliblement à la *phthisie pulmonaire;* — que si le régime silencieux a passagèrement conquis quelques économistes, leurs suffrages étaient dus à l'horreur inspirée par le régime des prisons en général, régime qui n'était pénitentiaire en aucune façon ; — que cet isolement est une cause ordinaire de folie, car il mène à l'uniformité des sensations et des idées.

Ils vous parleront d'un effroyable vice, que la vie solitaire développe d'une manière affreuse, d'un vice qui tue l'homme physique et l'homme moral.

Ils vous apprendront, enfin, que l'isolement et le silence, pendant cinq ou six ans, est tout ce qu'il y a de plus inhumain, de plus contraire à la nature de l'homme, et qu'ils altèrent la santé des prisonniers au-delà de certaines limites que la société n'a pas le droit de franchir.

D'autres disent : il faut renfermer solitairement le coupable pendant plusieurs années, afin que, plié par la réflexion, il rentre en lui-même. Sans doute que, si l'on isole un cerveau mal organisé, il en résulte souvent un dérangement intellectuel qui peut aller jusqu'à la folie ; si l'isolement a lieu pour des sujets dont le cerveau est normalement organisé, on n'observe rien de pareil ; au contraire, la solitude apprend à réfléchir, et la méditation perfectionne le moral.

— Mais que voulez-vous recueillir, répond Barthélemi Maurice, chez cet homme où il n'y a rien, ni morale ni religion, ni connaissance du bien, ni horreur du mal ? Sans doute quelques corps, en se repliant sur eux-mêmes, acquièrent une force plus considérable ; mais il faut qu'ils n'aient pas perdu toute énergie, toute élasticité. Resserrez, repliez de la boue et du plomb, vous n'aurez jamais que du plomb et de la boue. Avec leurs vices, la plupart de nos prisonniers ne sauraient être en plus mauvaise compagnie que lorsqu'ils sont seuls.

La formation d'un bon système cellulaire offrant toutes les conditions hygiéniques pour la santé des détenus n'était point sans présenter de grandes difficultés, puisque le gouvernement semble y avoir renoncé lorsqu'il a arrêté, en août 1853, de placer les prisonniers, par catégorie, dans des chambres communes bien éclairées et bien ventilées.

Par là, on laisse aux détenus la vie en commun, si nécessaire à la de santé, et, l'autre côté, on ôte tout ce qu'avait de dangereux et d'immoral cette réunion d'hommes, où le scélérat pouvait si facilement initier le jeune coupable à toutes les machinations du crime.

LES HOPITAUX.

Lieux dans lesquels il convient de bâtir les hôpitaux. — Causes qui augmentent, dans ces établissements, le chiffre de la mortalité. — De la construction et de la distribution générale des hôpitaux.

I.

S'il est important, pour la salubrité d'une habitation particulière, de la placer dans une position convenable, cette nécessité est bien plus grande lorsqu'il est question d'édifices qui doivent contenir un grand nombre d'individus, comme les hôpitaux. La première condition imposée à des établissements de ce genre est la salubrité des lieux dans lesquels on les établit ; son observation stricte, rigoureuse, est un principe dont la violation ne saurait être légitimée par aucun ordre de considérations.

Une première question se présente ici : *Quel est le terrain sur lequel il convient de bâtir un hôpital ?*

Le sol sur lequel on bâtit un hôpital doit être sec. Pour être réputé tel, il ne suffit pas qu'il se compose d'une couche de sable, essentiellement perméable, reposant sur un banc d'argile, complétement imperméable, qui empêche l'absorption des eaux pluviales et celles des inondations des rivières.

De cette disposition, il résulte que lorsque le terrain offre une certaine inclinaison, les eaux s'écoulent avec rapidité et laissent la couche supérieure dans un état de sécheresse absolue ; mais, là où le terrain est plat, là où il n'y a pas de pente convenable pour l'écoulement des eaux, elles arrivent à la surface et rendent le terrain mouillé, marécageux.

Cette distinction est d'une haute importance ; car, on le voit, il ne suffit pas que la partie supérieure du sol soit composée de sable, pour présenter tous les caractères d'un terrain sec et offrant toutes les conditions voulues pour y construire un hôpital.

Quant à la position où doit être placé un hôpital pour assurer la prompte guérison des malades qu'il renferme, nous dirons, avec tous les hygiénistes qui ont traité cette question, que l'hôpital d'une ville doit être situé, en général, hors du cercle des habitations, sur un terrain à mi-côte, exposé à une ventilation libre et facile, loin des marais, des cloaques et de tous les lieux contenant des matières organiques en décomposition.

II.

Si, dans quelques hôpitaux, on fait encore plus pour l'œil des visiteurs que pour le bien-être des malades ;

Si le système de ventilation et de chauffage y laisse beaucoup à désirer ;

Si, dans la plupart de ceux qui sont destinés à recevoir les vieillards, on observe les effets désastreux d'un régime alimentaire insuffisant ;

Si la mortalité y est en raison inverse de la dépense ;

Si l'insuffisance des vêtements, que l'on ne saurait trop déplorer, est une cause continuelle de rechûtes ou d'aggravation des accidents qu'éprouvent les malades ;

Si l'encombrement fait encore de trop nombreuses victimes, et si le nombre trop considérable de lits dans une même salle y est une cause incessante de maladies et de mort, il est cependant consolant de reconnaître les heureux changements qui ont été obtenus dans les hôpitaux depuis cinquante ans; depuis l'époque où l'on voyait entassés, dans chaque lit, quatre, cinq et six fiévreux, et où se trouvaient réunies l'agonie et la convalescence avec la maladie à ses premiers symptômes. Alors la salle des opérations contenait également, et ceux que l'on opérait, et ceux qui devaient être opérés, et ceux qui l'étaient déjà; le vivant passait une nuit entière côte à côte des morts, et la portion d'air que chaque malade avait à respirer était de trois ou quatre mètres cubes, lorsque, d'après les expériences de Lavoisier, le cube d'air nécessaire pour chaque individu est de seize mètres.

Aussi Demangeon disait-il en parlant des hôpitaux: « c'est tendre un piége criminel au malade indigent, et » non le secourir dans sa détresse, que de lui offrir, sous le » vain prétexte de lui rendre la santé, un asile où tout ap» pelle la mort pour le tuer. »

III.

Il est d'observation que, lorsqu'on accumule trop de monde dans un hôpital, l'air ne tarde pas à s'y altérer sans autre cause que l'encombrement: les maladies aigües s'aggravent alors et prennent un caractère épidémique; les maladies chroniques y deviennent incurables; les plaies simples se compliquent, et les plaies graves deviennent mortelles: c'est à cette cause qu'on doit le développement de la *gangrène des hôpitaux*, du *typhus*, de la *fièvre puerpérale*.

Aussi le programme de la distribution des infirmeries des hôpitaux que l'on construit de nos jours peut se résumer en peu de mots: salles vastes, bien percées; un rez-de-chaussée, deux ou trois étages superposés; le rez-de-chaussée destiné à la chirurgie; les deux étages supérieurs à la médecine.

Au premier abord, des salles vastes, longues, hautes d'étage, bien percées, remplissent toutes les conditions de salubrité. Cela est parfaitement juste, si on les compare à des salles étroites, basses, mal percées, telles que celles que l'on peut voir encore dans beaucoup d'hôpitaux.

En faisant coucher un très-grand nombre de malades dans un espace relativement fort grand, on évite donc l'encombrement, puisqu'on laisse à chaque malade une masse d'air respirable plus que suffisante; mais on n'évite pas les graves dangers des réunions nombreuses ; on n'évite point les miasmes contagieux, émanations dont nos sens, dont l'analyse chimique même ne peuvent apprécier l'existence, et dont la présence se revèle pourtant par les effets qu'elles exercent sur le corps. Or, plus il y aura de lits dans une infirmerie, plus il y aura de chances d'influences contagieuses.

Ajoutons que des statistiques nombreuses ont démontré que le succès des opérations chirurgicales était toujours en raison directe du petit nombre des malades, toutes choses égales d'ailleurs. En Angleterre, en général, les infirmeries ne contiennent que peu de lits, et, dans les services de chirurgie surtout, les suites des opérations sont infiniment moins désastreuses qu'en France.

Signalerai-je encore cette mortalité effrayante qui décime les maisons d'accouchement, et dont la cause principale est la réunion d'un trop grand nombre de femmes dans le même lieu?

C'est surtout dans les salles d'enfants que l'on peut apprécier les fâcheux effets de la réunion des malades.

Supposons une salle de 12 lits, il y aura chance pour qu'il ne s'y trouve pas une seule maladie contagieuse; s'il y a 40 — 60 — 100 lits, il est imposible qu'il n'y ait pas, en même temps, plusieurs individus atteints d'affections transmissibles. Le danger, éventuel dans le premier cas, est nécessaire dans l'autre.

Il n'en serait pas de même si les malades, au lieu d'être couchés dans d'immenses dortoirs, n'étaient réunis que par chambrées isolées.

Voilà ce que le docteur Trousseau a parfaitement fait comprendre dans un article sur la construction et la distribution générale des hôpiteux.

S'emparant, à la fin de son travail, des idées qu'émettaient, en 1844, MM. Thierry et Grillon au conseil municipal de Paris, lorsqu'on y proposait la construction de l'hôpital *Louis-Philippe*, le docteur Trousseau indique un programme:

« Je voudrais, dit-il, qu'un hôpital fut exclusivement » composé d'une série de pavillons n'ayant qu'un rez-de-» chaussée élevé sur des caves, et un premier étage; chaque » pavillon contenant deux salles de 12 lits, avec un seul » office et un calorifère. Au devant de chaque pavillon, un » préau spécial. Entre deux pavillons, une galerie vitrée » ou à claire-voie, servant de communication pour le ser-» vice et de promenoir d'hiver. »

Plus les salles sont petites, plus on peut approcher chaque malade des conditions de son hygiène privée, accoupler les cas semblables ou analogues, écarter le péril des transmissions morbides; mais comme il faut tenir compte des nécessités de service et d'économie, il sera difficile de s'arrêter à 12 lits par chambrée comme le veut le docteur Trousseau.

Le docteur Michel Levy accorde 40, et pour maximun 50, moyennant l'adjonction de cabinets particuliers qui, dépendant du même service, recevront les malades capables de troubler le repos ou d'engendrer un foyer d'extension pathologique.

Les fenêtres seront larges, élevées, percées à l'opposite et donnant du nord au midi. Leur chassis devra être divisé en deux compartiments inégaux dont le supérieur plus petit, pourra s'ouvrir indépendamment de l'inférieur à l'aide d'un cliquet à bascule; ce qui permettra d'écouler les couches d'air supérieures et viciées de la salle sans exposer les malades à une ventilation trop directe.

Au niveau du sol, au-dessous de chaque croisée, on pratiquera une ouverture carrée, large et haute de 15 à 20 centimètres, munie d'un opercule mobile et destiné à didiriger en-dessous des lits un courant d'air qui entraîne les gaz méphitiques plus lourds que l'air.

Repéterai-je que l'influence de *l'air humide* est pernicieuse dans un hôpital; qu'on doit proscrire les lavages qui ne sont pas de nécessité, et préférer, comme moyen d'entretenir la propreté, le frottage au lavage ?

Dupuytren rappelait souvent dans ses leçons qu'avant que ses salles à l'Hôtel-Dieu fussent cirées, le lendemain du jour où elles avaient été lavées, il y avait une mortalité plus forte sur les opérés.

Prenons encore un exemple dans nos souvenirs, pour faire voir que les inconvénients sanitaires de l'humidité sont bien réels, et citons un autre hôpital de Paris, celui de l'école de médecine, que l'on avait considéré, cependant, comme un modèle dans son genre.

La construction de cet hôpital péchait de plusieurs manières. Dans le service chirurgical, se trouvait une longue salle dont le plafond était peu élevé, qui ne présentait de fenêtres que d'un seul côté ; les lits étaient rangés à la partie opposée; cette salle était évidemment mal aérée ; il en était de même de la plupart des autres, et on en acquérait la certitude, en y entrant, par l'odeur de moisi qui y régnait et qui était entretenue par le défaut d'aération et par l'humidité.

Une autre cause occasionnait encore cette humidité : c'était le voisinage de l'aqueduc d'Arcueil qui passe sous le terrain.

Si l'on joint à cela, d'une part, le voisinage des cabinets de dissection, et, de l'autre, la présence d'un égoût qui infectait le centre de la cour, qu'on avait essayé de convertir en gazon, mais où il n'y avait point d'arbres, et qui d'ailleurs était très resserré, on se rendra compte du peu de salubrité de l'hôpital. Aussi presque toutes les opérations chirurgicales échouaient par suite de complications étrangères : il survenait des congestions dans l'organe qui avait souffert et un gonglement de mauvaise nature.

Enfin, disons en terminant, que, dans les grandes villes populeuses et qui tendent sans cesse à s'accroître, il vaut mieux, dans l'intérêt des malades et de la santé publique, multiplier les hôpitaux que d'en avoir un seul de très-grande dimension : c'est ce que le docteur Mareschal a suffisamment prouvé dans ses *Recherches historiques sur les anciens Établissements hospitaliers de Nantes.*

LES CASERNES.

Les casernes ont la plus grande influence sur la santé du soldat : aussi, le médecin doit-il, concurremment avec l'architecte, présider à leur construction.

Quand on n'est point commandé dans le choix de l'emplacement, il faut choisir un terrain sec, élevé, exposé au midi, accessible aux vents, éloigné de tous les objets qui pourraient altérer la pureté de l'air, et au voisinage d'une rivière ou d'un ruisseau rapide, qui fournisse une eau pure et abondante.

On aura égard à la distribution des chambres : elles doivent être hautes, percées de fenêtres directement opposées, pour faciliter le renouvellement de l'air ; pas trop spacieuses : il y a toujours de l'inconvénient pour la santé, comme pour la morale, à réunir un grand nombre d'individus dans le même local.

Comme le froid est la cause d'un grand nombre de maladies, ces chambres doivent être planchéiées et non carrelées. Cette précaution est d'autant plus nécessaire, que les soldats négligent souvent de mettre leurs souliers en se levant, et restent nu-pieds pendant qu'ils s'habillent.

Si l'on veut que les chambres soient propres, il faut défendre aux soldats d'y chauffer de l'eau et des aliments, et d'y blanchir ou d'y faire sécher leur linge.

Tout ce qui peut répandre de l'humidité doit être fait dans un local au rez-de-chaussée; c'est là aussi que les soldats devraient nettoyer leurs armes.

Les casernes de cavalerie exigent quelques dispositions particulières : par exemple, les écuries où il y a toujours des hommes de garde, doivent être bien percées, et entretenues dans la plus grande propreté. Il faut placer les tas de fumier sur un terrain bien battu et les enlever fréquemment.

On doit aussi faire nettoyer les fosses d'aisance tous les jours, et, autant que possible, les établir au-dessus de l'eau, afin que les matières soient entraînées par le courant.

LES THÉATRES.

Mauvaises conditions hygiéniques des théâtres en général. — C'est à tort que le PARTERRE a été considéré comme la place la plus insalubre. — Une salle de spectacle doit être chaude en hiver et fraîche en été. — Des procédés à l'aide desquels on parvient à ce résultat.

I.

S'il est nécessaire, lorsqu'il s'agit d'un établissement public qui doit contenir beaucoup de monde, de constater qu'il est solidement construit, il importe aussi de s'assurer s'il renfermera un air pur : sans cette dernière considération, il ne peut être salubre.

Prenons pour exemple les salles de spectacle.

Dans quelles conditions hygiéniques sont-elles placées pour la plupart ? Pendant le jour, un air peu renouvelé, rarement en contact avec les rayons du soleil, conséquemment froid et humide, exerce sur les artistes une influence nuisible ; et le soir, une foule qui s'y entasse, pendant cinq à six heures, détermine — une élévation rapide de la température — consommation d'oxigène et production d'acide carbonique, par la respiration de tant d'individus, par la combustion d'un grand nombre de becs à l'huile ou de gaz.

On avait admis, par hypothèse, que, cet air vicié occupant les régions inférieures de l'enceinte, le *parterre* devait être considéré comme la place la plus malsaine. Il n'en est rien; car il est admis en physique, contrairement aux lois du mélange des liquides, que les *divers fluides élastiques simples ou composés qui sont sans action chimique entre eux, se répandent uniformément dans toute l'étendue d'un espace limité et indépendamment de leur densité respective.*

En 1842, M. Félix Blanc, dans ses *recherches sur la composition de l'air confiné*, a constaté, d'après l'analyse qu'il fit de l'air recueilli dans la salle de l'Opéra-Comique (salle Favart), à la fin d'une représentation à laquelle avaient assisté environ mille spectateurs, que ce fluide, quoique renouvelé en partie par les moyens établis, renfermait de l'acide carbonique dans les régions supérieures et inférieures; il reconnut que la proportion s'élevait à $\frac{43}{10000}$ pour les régions les plus élevées et à $\frac{23}{10000}$ pour l'air recueilli au parterre.

Ce résultat atteste que l'air le plus vicié ne réside pas dans les régions inférieures ainsi qu'on l'a admis trop légèrement.

Il importe donc, comme l'a prouvé M. Lassaigne, de renouveler toute la masse d'air, afin de chasser l'acide carbonique reproduit dans l'acte de la respiration et répandu dans la salle de spectacle.

II.

Au point de vue de l'hygiène publique, une salle de spectacle doit être disposée de manière à être chaude en hiver, fraîche en été, et toujours, dans les deux cas, d'une température à peu près égale ou du moins peu variable pendant la durée du spectacle.

On arrive à ce résultat par des ventilateurs et des calorifères combinés : c'est ce qui n'existe pas dans la plupart des théâtres. Il y a bien des calorifères, mais on a négligé les ventilateurs : de là une chaleur insoutenable, due à l'air vicié et chaud de la salle, et le danger de respirer, en sortant, un air froid.

Nous ne pouvons mieux faire que de faire connaître les procédés qu'a mis en usage M. D'Arcet, lorsqu'il fut chargé d'établir un mode de ventilation pour obtenir l'assainissement des salles de spectacle de Paris. Il lui a suffi, pour cela, de faire élever à l'aplomb du lustre, une cheminée de grandeur suffisante, montant au dessus de la toiture, ne communiquant avec la salle que par l'ouverture percée au dessus du lustre et portant assez haut dans l'atmosphère tout l'air vicié. Il établit, en outre, une seconde cheminée d'appel, en tout semblable à la première, au dessus de la scène. Les cheminées furent garnies de trappes à deux vantaux servant à en diminuer à volonté les ouvertures.

Pour introduire dans le théâtre l'air nécessaire à la ventilation, sans gêner en rien les spectateurs, M. d'Arcet a fait entrer l'air des corridors dans la salle par des ouvertures ménagées dans les planchers des loges et amenant l'air chaud ou frais, suivant la saison, au devant de leur devanture.

Deux constructions ont été employées à cet effet. Dans la première, l'air pénètre du haut du corridor au bas de la devanture des loges, par des tuyaux passant à travers leur plancher ; dans la seconde, l'air est conduit au-dessous du plancher et un peu en arrière de la devanture des loges, au moyen d'un faux plafond qui communique d'un côté avec le haut du corridor, et de l'autre avec la salle. On conçoit qu'en multipliant ces tuyaux, ou qu'en prolongeant le faux plafond tout autour de la salle, et en en plaçant à chaque rang de loges, on arrive facilement à pouvoir introduire ainsi, dans la salle, l'air pris au haut des corridors, en assez grande quantité pour suffire à la ventilation exigée et que commande l'appel du lustre.

On peut alors ouvrir les portes des loges, sans que les spectateurs qui s'y trouvent y soient exposés à un courant d'air toujours gênant, et qui, dans l'ancien état de choses, était souvent dangereux.

Si nous entrions dans plus de détails sur les théâtres, ce serait répéter ce que nous avons déjà dit en parlant des artistes dramatiques et des causes qui agissent sur leur santé.

LES COLLÉGES, LES ÉCOLES

ET LES PENSIONNATS.

Le précepte si important du renouvellement de l'air est rarement appliqué. — Insalubrité de certaines salles. — De la nécessité de donner de l'air pur à la jeunesse. — Des dortoirs. — Du régime alimentaire. — Insuffisance du temps accordé au développement des forces physiques. — Influence de l'étude sur la santé des enfants. — Bons effets des exercices musculaires. — Un gymnase dans un pensionnat de jeunes filles.

I.

L'air, cette richesse qui appartient à tous, est une de celles dont on se prive le plus communément de jouir d'une manière convenable à la santé. Dans tous les lieux de réunion nombreuse, dans nos écoles, dans nos églises, dans nos théâtres, dans nos salons et même dans nos académies savantes, ce précepte si important du renouvellement de l'air est rarement mis en application.

Mais c'est surtout par rapport aux enfants qu'une telle pénurie du fluide qui vivifie le sang est fâcheuse. Elle nuit à leur développement; elle influe pour le reste de la vie sur leur constitution, et bien des natures débiles et cachectiques doivent cette manière d'être à l'insuffisance, à la mauvaise qualité de l'air qu'elles ont eu à respirer pendant une partie de leur enfance. Quand on envisage les conditions dans lesquelles vit la masse de la population depuis l'école et l'atelier jusqu'aux logements particuliers, jusqu'aux réduits étroits où la plupart de ses membres passent la nuit, on peut dire que toute son existence est en quelque sorte un état d'asphyxie intermittente.

C'est principalement dans les colléges et les écoles primaires, où se trouvent réunis un si grand nombre d'élèves, que la précaution de renouveler l'air pendant la durée des classes et dans leur intervalle est d'une indispensable nécessité. Eh bien ! en entrant dans certaines salles, on est gêné de la mauvaise odeur qui y règne, entretenue par le manque d'espace et d'air.

Si encore cette jeunesse trouvait dans les cours de l'air dont elle est si avide ! mais non, les cours sont dominées de tous côtés par des bâtiments élevés ; et cette hauteur des édifices est malheureusement un reproche à faire à presque tous les colléges des grandes villes.

Comme bases d'un programme général, on devrait donc adopter, ce nous semble, des édifices assez bas, à un étage, de larges cours ouvertes sur toute leur longueur, au moins d'un côté, et variable suivant l'exposition, fallut-il pour cela s'éloigner du centre des villes, ce qui est un inconvénient, je le comprends, pour une partie des élèves. Mais avant tout, donnons de l'air à ceux qui habitent constamment ces établissements ; de l'air à ces poitrines de seize à dix-huit ans, qui viennent respirer dans les cours après de longues heures passées dans les quartiers enfumés, l'hiver, et étouffants pendant l'été.

Dans les établissements consacrés à la jeunesse, les dispositions à prendre pour la construction, l'entretien et la tenue des salles d'école, dispositions qui sont également applicables aux salles d'asile, aux ouvroirs, aux crèches et à tous les lieux destinés à recevoir un grand nombre d'enfants de tout âge, doivent êtrs puisées aux sources des plus saines notions de physique, de chimie et de physiologie.

Le réglement des écoles dit que l'instituteur doit avoir, pour tenir la classe, « une salle vaste, bien éclairée, bien aérée » et cependant, surtout dans les communes rurales, les salles d'école sont presque partout, étroites, basses, mal aérées, mal éclairées.

Dans un semblable programme, tout doit donc être prévu : l'emplacement convenable pour une maison d'école, l'élévation et la composition de l'air des salles, la capacité qu'elles doivent avoir relativement au nombre d'élèves qu'elles sont destinées à recevoir, l'exposition des fenêtres, etc.

Ai-je besoin de dire que les dortoirs où l'on place trop de lits sont nuisibles à la santé des élèves ; que l'air qu'ils y respirent est promptement vicié, et que, rendu impropre aux besoins de la respiration, saturé de gaz acide carbonique, il est pour eux un poison ?

Relativement au régime alimentaire des colléges, il était nécessaire de l'améliorer. L'arrêté qu'a pris dernièrement le ministre de l'instruction pnblique pour augmenter la quantité de viandes que l'on donne aux élèves, apporte une notable amélioration dans la nourriture des lycées.

II.

Si, cessant de considérer les écoles et les colléges sous le rapport des édifices et du régime, nous appelons l'attention des parents sur l'influence des études, sur la santé, à combien ne pourrions-nous dire : « Eloignez votre enfant des » études difficiles et abstraites, ne forcez pas son jeune cer- » veau à des réflexions prématurées ; la nature ne peut me- » ner de front avec succès deux développements rapides ; » ne suivez donc pas la funeste coutume de l'astreindre à » beaucoup de travail, et n'en exigez pas de trop grands

» progrès, ils seraient le tombeau de ses talents et de sa
» santé. Votre enfant, par une application soutenue, est de-
» venu le premier de sa classe, mais vous en avez fait un
» être faible et sujet aux maladies. »

Et puis, en général, les enfants qui montrent beaucoup d'intelligence avant l'âge, sont souvent des fruits précoces qui n'ont pas une longue durée; ces êtres privilégiés paient, ordinairement, de la vie, cette intelligence au-dessus de leur âge. Ils succombent à des affections du cerveau, résultat de l'excès d'action de l'organe de la pensée. C'est de là qu'est venu le proverbe qu'on applique aux enfants : « Il a trop d'esprit, il ne vivra pas. »

Ceux qui n'offrent pas des facultés intellectuelles aussi avancées sont ordinairement plus robustes; ainsi, pères et mères, ne vous alarmez pas tant si vos enfants ne sont pas de gentils raisonneurs; il y a pour vous et peur eux autant à gagner qu'à perdre, si, d'ailleurs, ils ont l'âme droite et le cœur bon. Un mot encore sur les études : si le problême de l'éducation, c'est la balance des forces physiques et des facultés intellectuelles, l'exercice corporel, cette large indication de l'hygiène juvénile, est loin d'être suffisant, lorsqu'il se borne à quelques instants de récréations, par quelques jeux abandonnés au caprice, par quelques promenades monotones et sans but. « Que l'on calcule, dit le docteur
» Michel Levy, le temps accordé au développement des
» forces physiques ; il ne représente pas le tiers de la jour-
» née du collége ; en revanche, force travaux d'esprit ; les
» sciences et les lettres s'accumulent dans ces jeunes cer-
» velles que l'on sollicite à une production précoce et fièvreu-
» se ; et l'on oublie que la vigueur de la constitution est
» la condition première des succès de l'intelligence! »

Voilà le mal ; voici le remède : une gymnastique obligatoire, variée, adaptée à chaque âge, entremêlée par intervalles égaux à l'étude, honorée et récompensée dans les concours annuels.

III.

On a pendant longtemps négligé l'éducation des femmes, et on les a traitées, sous ce rapport, comme des ilotes. Les progrès de la civilisation ont sapé le préjugé qui les faisait considérer comme moins aptes que les hommes à la culture des lettres et des sciences, et, depuis le commencement de ce siècle surtout, on a accordé, avec raison, une attention toute spéciale à leur instruction.

Cependant, par un oubli inconcevable, tandis que le développement physique des jeunes garçons était l'objet de quelqu'attention, on ne songeait pas à celui des jeunes filles, comme s'il était moins utile de les surveiller sous ce rapport que sous celui des facultés intellectuelles !

L'influence de l'étude sur la santé des jeunes demoiselles est cependant un fait grave et irrécusable. Combien en voit-on dont on ne fait souvent que des être chétifs et d'une santé vraiment déplorable, parce que l'on a voulu leur donner ce qu'on appelle une *éducation soignée.*

Citerai-je ces jeunes filles qui, en partant pour le pensionnat, sont droites, et qui reviennent avec une difformité de la taille ?

Citerai-je encore le grand nombre de jeunes personnes contrefaites que l'on remarque dans les grandes villes. Faibles, délicates, d'une constitution qui demandait plutôt des exercices physiques qu'intellectuels, elles se sont livrées, pendant une grande partie de la journée, à des applications trop soutenues. Si leurs parents les eussent forcées à prendre un exercice corporel, que réclamait impérieusement une constitution scrofuleuse, une gymnastique bien entendue et d'autres moyens hygiéniques, tels que des bains de mer, l'usage d'une eau minérale ferrugineuse, eussent modifié leur constitution, et ces jeunes personnes ne seraient pas condamnées, pour redresser leur colonne vertébrable, à la suspension, pendant le jour, sur des béquilles, et, la nuit, à dormir sur un lit mécanique.

Oui, que de constitutions chétives, que de déformations de la taille, ne reconnaissent pour cause que la manière dont on élève les jeunes filles. Au moment où elles sont capables de quelque application, elles sont retenues dans l'inaction pour s'occuper de travaux qui n'exercent en général que leurs doitgs ; en outre, on les accable de maîtres de toutes espèces, et si l'on excepte la danse, chacun des professeurs les maintient dans une attitude gênante. Cette vie toujours sédentaire et cette cessation presque interrompue de toute action musculaire, diminuent ou suppriment nécessairement l'activité de la circulation dans les vaisseaux capillaires, de là cette pâleur, cette couleur chlorotique qui font reconnaître si souvent les jeunes personnes élevées au milieu des maîtres.

Fortement impressionnés à la vue du grand nombre de jeunes personnes déformées de la taille, que l'on remarquait dans les villes il y a plusieurs années, les médecins se sont demandé pourquoi les difformités dont le nombre semblait devenir plus considérable, et dont la multiplicité avait été l'occasion de la création d'établissements orthopédiques en France et à l'étranger, étaient plus communs alors ?

Dans le désir d'arriver jusqu'à la connaissance de la cause particulière dont l'influence se faisait sentir sur un aussi grand nombre d'enfants, des médecins s'occupèrent spécialement de ce sujet et firent ressortir l'influence de l'*étude* longtemps soutenue sur le corps de la jeune fille. Il a été notoire pour eux que, dans aucun temps, avant le commencement du XIXe siècle, il n'avait été autant question de déformation de la taille. C'est ainsi que le docteur Le Ray a remarqué qu'à Nantes, par exemple, où les familles sont nombreuses et se connaissent bien, il n'existait aucun souvenir, aucune preuve matérielle qui pût lui faire établir de comparaison entre le nombre de ces difformités chez les personnes de son âge et celui que l'on observait chez les jeunes demoiselles. De plus, à en juger par les écrits qui ont été publiés à ce sujet, et par les établissements orthopédiques qui se sont élevés de toutes parts, notre confrère a été enfin conduit à reconnaître que cette observation devait être générale.

Selon M. Leray, cette époque coïncide non seulement avec le renouvellement des études en France, mais encore avec un goût tout nouveau, une sorte d'engouement dans toute l'Europe pour l'application des jeunes personnes à de fortes études. Avec ce besoin est bientôt né celui de les réunir dans des pensionnats, où, récluses, manquant des délassements nécessaires à leur âge et à leur organisation nerveuse, on les y a excitées en outre, par tous les moyens d'amour-propre imaginables, à des travaux littéraires qui demandent beaucoup d'assiduité et une extrême application.

Ce serait dépasser le but que nous nous sommes proposé, en entrant dans les considérations physiologiques que naguère le docteur Le Ray a émis sur ce sujet. Il nous suffira de dire, avec notre confrère, que la pose pour écrire telle qu'elle est suivie par beaucoup de personnes, entraine la lassitude musculaire, la flexion habituelle et contournée de la colonne vertébrale, l'inflexion latérale et constante des vertèbres lombaires à gauche ; l'irrégularité de l'action musculaire par l'inactivité des muscles d'une moitié de la région supérieure du tronc et l'action continue au contraire de l'autre.

IV.

Si les garçons se livrent à des jeux qui donnent à leur corps de la force et de la souplesse, les jeunes filles qui demeurent dans leur famille mènent, pour la plupart, une vie trop sédentaire ; et cependant l'action et le développement de leurs muscles auraient le grand avantage de diminuer l'excessive sensibilité qui devient pour elles une source de maladie.

L'influence des exercices musculaires sur la santé et la constitution des jeunes filles est si bien appréciée de nos jours par les chefs d'institution, que, dans presque tous les pensionnats bien tenus, les élèves passent plusieurs heures par jour dans le gymnase. Outre son influence sur la restauration ou le perfectionnement des formes extérieures, la gymnastique amène dans des constitutions chétives, étiolées, telles qu'on en rencontre si fréquemment dans les grandes villes, les changements les plus surprenants et les plus heureux. Dë jeunes enfants émaciés, pâles et mélancoliques, disposés à des congestions pulmonaires, à des engorgements glanduleux fréquents, privés d'appétit et de sommeil ont recouvré en quelques mois la réalité et l'apparence de la meilleure santé : ils semblaient renaître à la vie.

C'est quelque chose de curieux que la vue d'un gymnase dans un pensionnat : de jeunes filles, les unes sur des cordes, sur des balançoires, se livrent à des exercices difficiles même pour les hommes.

Celles-ci montent jusqu'au haut d'une échelle inclinée en s'aidant des mains seulement, et descendent de la même manière ; exercice qui a le triple avantage de maintenir la taille droite, de fortifier les muscles du bras, d'élargir la boite osseuse des poumons.

Celles-là montent à un mât lisse et donnent, par ce mouvement combiné, du jeu et de la force à tous les muscles de leur corps.

Des nacelles mises en mouvement par d'autres, des balançoires, des mâts de perroquets, et une foule d'autres jeux appliqués à-propos, augmentent les forces physiques des jeunes personnes, et corrigent quelques difformités, dues à une constitution faible et à de mauvaises positions.

LA POPULATION.

Les classes pauvres. — Cause de dégénération physique aux deux extrémités de l'échelle sociale. — De la durée moyenne de la vie. — Influence de l'aisance et des diverses professions sur la longévité. — De l'accroissement de la population. — Ses effets d'après Malthus. — La consommation. — Les octrois.

I

Ce qui frappe l'hygiéniste qui étudie la population, c'est d'abord cette foule d'hommes plongés dans la plus profonde misère, privés des choses les plus indispensables à la vie.

Préparée, pour ainsi dire, par la réunion de ces diverses influences, à succomber promptement et presque sans résistance aux effets qu'exercent continuellement sur elle les causes multipliées de maladies auxquelles sa misérable position l'expose chaque jour, la mortalité, chez la classe pauvre, dépasse de beaucoup celle des autres conditions de la société.

Pour se convaincre des causes qui déciment les malheureux, que l'on parcoure les quartiers pauvres, les allées étroites et sombres, les cours sales et malsaines où l'indigence va se cacher ; que l'on pénètre dans ces bouges infects où la détresse a engendré le vice et la dégradation.

Entrons, en baissant la tête, dans un de ces cloaques

ouverts dans les faubourgs. Là, nous verrons des femmes, des enfants couverts de haillons, offrant le spectacle de la plus affreuse misère ; là, nous verrons des malheureuses qui deviennent mères, couchées sur la paille, sans feu, sans bois, sans moyen de s'en procurer, sans avoir rien pour se couvrir ni pour couvrir leur enfant ; là, enfin, nous étudierons, si nous ne l'avons jamais fait, la vie, les besoins, les souffrances du pauvre ; et lorsque nous rentrerons, le cœur navré du spectacle que nous aurons vu.... oh ! alors nous croirons à la misère, nous saurons tout ce qu'il en reste encore.

C'est dans ces greniers où se logent les classes indigentes, et qui semblent s'y accroître en raison du peu d'espace, que l'on voit surtout se développer des *fièvres graves*, sorte d'empoisonnement miasmatique qui vient vider, de temps à autre, le trop plein de ces familles.

L'examen des professions que les indigents exercent ; la connaissance de leur âge, de leur état civil, de leur lieu de naissance et de domicile ; les causes et genres nombreux d'infirmités et de maladies auxquelles les pauvres sont les plus exposés ; la détermination des lois de leur mortalité, et des influences physiques ou morales qui peuvent avancer ou retarder ce dernier moment, sont de hautes questions d'hygiène publique considérée dans ses rapports avec l'économie sociale, qui fournissent au médecin des données précieuses sur les causes et les effets du paupérisme, et lui font connaître les moyens hygiéniques et moraux les plus propres à l'amélioration du sort des classes pauvres... Mais ce n'est pas ici qu'un travail aussi étendu, d'une importance aussi grande, doit entrer. Bornons-nous, aujourd'hui, à quelques réflexions que nous ont suggérées des chiffres sur les causes de l'indigence.

Ce qui frappe, dans ces statistiques, c'est le chiffre très-élevé des malheureux tombés dans la misère par le manque de travail, les maladies, la vieillesse, le grand nombre d'enfants : cette dernière influence surtout est une des plus puissantes causes du dénuement et des besoins du pauvre. Quelle économie, quel ordre ne faudrait-il pas chez ces indigents pour subvenir à toutes les nécessités d'une famille nombreuse ! On a peine à comprendre comment beaucoup de familles peuvent subsister, quand on considère que, chez ceux qui ont de l'ouvrage, la journée de **12** à **14** heures de travail n'égale pas, dans quelques départements, **50** centimes pour les hommes qui sont nourris ! Comment un tel salaire peut-il suffire pour la nourriture, les vêtements, le loyer, le chauffage de six à huit personnes ?

Et cependant, selon certains esprits parfois trop rigoristes, quand il s'agit de la classe pauvre, sa misère, à les entendre, ne serait que la suite unique et immédiate de l'inconduite et de la débauche.

Vainement, personne ne l'ignore, la charité publique et la charité privée viennent au secours d'un grand nombre de malheureux tombés dans la misère ; ils n'acceptent l'assistance que pour la convertir immédiatement en ivresse. Mais il n'en est pas toujours ainsi, car, dans ces statistiques, de trop nombreux chiffres prouvent que, chez beaucoup de pauvres, la misère reconnaît pour cause un état de choses qu'il n'est pas au pouvoir du malheureux de changer.

Des recherches du docteur Leuret sur les *Indigents de Paris*, on peut tirer les mêmes conséquences. Le personnel de ces pauvres, qui diffère essentiellement de celui que nous avons observé en Bretagne, est assez curieux à connaître. Il se compose de paresseux, d'ivrognes, de banqueroutiers, de voleurs, de prostituées ;

D'hommes de peu d'intelligence, nés dans la misère, imprévoyants, chargés d'une nombreuse famille ;

D'ouvriers manquant d'ouvrage ou dont les salaires sont trop faibles ;

De commerçants, d'industriels ruinés par de fausses spéculations ;

De notaires qui ont eu l'ambition de faire plus que le notariat ;

De professeurs, de médecins vieux ou infirmes ;

D'avocats ignorés ou oubliés ;

De militaires sans retraite ;

De femmes devenues veuves ;

D'orphelins dépouillés par leurs tuteurs ;

De malheureux que le sort a toujours trompés ;

De gens rangés, sobres, qui n'ont jamais assez gagné pour faire des économies, ou qui en ayant fait, les avaient placées dans des mains infidèles ou maladroites.

Notre confrère a vu sur la liste des pauvres, d'anciens présidents des bureaux de binfaisance, des membres influens des assemblées révolutionnaires, des prêtres interdits.

Il a vu un noble chevalier de Saint-Louis devenu faiseur d'allumettes, marié dans la boue du faubourg Saint-Marceau, et mort à la suite d'une crapuleuse orgie. Il y a vu encore un descendant des rois de Jérusalem, et la fille d'un roi, assis sur un des premiers trônes de l'Europe.

Et parmi ces indigents, quelques uns, gens de sac et de corde, venant de la prison ou du bagne, porteurs de ces faces hideuses qu'on ne voit au soleil que dans les jours de pillage.

D'autres, exempts de souillures, ardents au bien, ne demandant pas, bénissant celui qui leur vient en aide, honteux, non pas de leur misère, mais de ce que leur misère les empêche de secourir leurs semblables.

Le plus grand nombre, suivant en aveugles la voie que la société leur a faite, heureux, s'ils satisfont leurs appétits, malheureux par les privations, oublieux d'hier, non soucieux de demain, bons par nature, entraînés au mal par l'occasion ou par l'exemple; ils sauraient, s'ils y étaient nés, rester dans une position meilleure, mais n'ayant ni assez de volonté, ni assez d'intelligence pour s'élever, ils restent là, comme étrangers au mouvement social. Pour loi, ils connaissent la volonté du commissaire de police; pour providence, le bureau de charité. Ceux qu'on voit aux cours d'assises, sont leurs fils ; leurs filles vont aux lupanares.

Devant les souffrances et les besoins du pauvre, la bienfaisance publique n'est pas restée inactive; et, pour leur soulagement, elle a créé d'utiles institutions :

Ce sont les *crèches* où l'enfant du pauvre trouve, dès sa naissance, asile et nourriture, par les soins de femmes intelligentes et belles, qui quittent le cercle élégant où elles se meuvent d'ordinaire pour aller chaque matin, auprès d'un berceau, veiller sur le faible rejeton de la pauvre ouvrière.

C'est la *Salle d'Asile*, développement admirable de la pensée de Saint-Vincent-de-Paul, où l'on reçoit les enfants au sortir du berceau. Alors, la mère, s'éloignant sans alarmes pour sa tendresse inquiète, peut, par son propre travail, ajouter au gain du père de famille ; son enfant n'est plus laissé sur la place publique en proie aux mauvais conseils, qui conduisent aux mauvais penchants, au désordre, au crime, à la flétrissure.

Ce sont les *ateliers d'apprentissage*, complément nécessaire des salles d'asile ; les sociétés de patronage, les colonies pénitentiaires de jeunes détenus, les sociétés de charité maternelle et les sociétés de secours mutuels ;

Ce sont aussi, dans les villes, les *bureaux de bienfaisance* où les pauvres trouvent des secours en nature : tels que pain, viande, bois, habillement ; les *hôpitaux* et les soins à domicile pour l'indigent malade ; les *hospices* lorsque l'âge et les infirmités viennent priver le malheureux des moyens de pourvoir, par son travail, à son existence.

Il reste encore, sans doute, beaucoup à créer pour l'amélioration matérielle et morale des pauvres ; mais tout ne peut se faire à la fois. Ce que l'on a fait, n'est-il pas d'un heureux présage pour l'avenir? N'oublions pas que le véritable progrès ne marche que progressivement, et qu'il n'est jamais l'œuvre d'un jour.

Que ceux qui douteraient de cet avenir réfléchissent à ce qu'ont déjà d'efficace les institutions crues longtemps impossibles, et ils comprendront toute l'étendue du bien qui a été accompli par la charité et par l'intervention directe de l'Etat : l'ouvrier manquait d'instruction, — on a multiplié partout les écoles et l'on a ajouté aux bienfaits de l'éducation morale les bienfaits de l'instruction professionnelle;

L'ouvrier était imprévoyant, — on a établi des caisses d'épargnes qui le sollicitent à l'économie;

L'ouvrier, pressé par les besoins du moment, ne songeait pas aux besoins de l'avenir, au temps de la vieillesse, — on a fondé des caisses de retraite et on lui a donné les moyens d'assurer son existence dans ses vieux jours.

II.

La dégénération physique marche vite dans certaines familles.

C'est, en général, dans les extrémités de l'échelle sociale, parmi les pauvres et les riches que la dégénérescence est plus prononcée.

Chez le pauvre, on reconnaît de suite les causes qui l'ont déterminée et qui la propagent :

Ce sont : les quartiers bas, humides, resserrés, malpropres, où ne pénètrent jamais les rayons du soleil, et où s'entassent des familles nombreuses, livrées à toutes les privations de la misère.

Chez les grands, c'est la débauche, les excès des parents, une puberté avancée, qui exige souvent des mariages prématurés, et puis cet aveugle préjugé de certaines familles, qui, ne voulant s'allier qu'entre elles, finissent, au bout d'un certain temps, par dégénérer, s'abâtardir, et ne plus engendrer que des êtres faibles, cacochymes, malgré la vigueur et la force de la souche primitive.

C'est en Espagne surtout qu'on remarque les effets désastreux de ces idées : là où la noblesse est encore toute boursoufflée de la vieille fierté d'un autre âge ; là, où elle rougirait de s'unir à des personnes de moins haute condition qu'elle; là, enfin, où, pour satisfaire le vain désir de conserver un nom auquel elles attachent une si grande importance, les grandes familles ne contractent d'alliance que de parents à parents. Ces grands transmettent leur sang noble, si l'on veut, mais énervé, à des enfants encore plus dégénérés que leurs pères, et c'est ainsi que, par une dégradation successive, les générations suivantes se ressentent de plus en plus de la faiblesse première qui leur est transmise, et que les grands seigneurs sacrifient la santé de leurs enfants à un ridicule et absurde préjugé.

Ces tristes rejetons, qui portent en naissant le cachet *scrofuleux*, ne seraient point ainsi voués à un mal qui les rabougrit et les fait dégénérer, si le rang, le degré de noblesse ne décidaient point les alliances; si l'être moral, la personne humaine ne s'effaçait point ainsi devant la personne sociale, devant la caste; si leurs parents, enfin, avaient osé s'allier à des personnes d'une naissance moins noble que la leur, mais en revanche plus robustes et plus saines. — Vous craignez la transmission du mal héréditaire qui sévit sur votre fille : eh bien ! laissez vos préjugés d'une autre époque, d'un autre pays; mariez-là, unissez-là à une époux qui, par la nature de sa constitution, se trouve dans des conditions organiques opposées à celles de votre enfant; vous ne serez point étonnés des résultats que l'on obtient ainsi, lorsque vous saurez que, par le seul fait de la génération, on dégrade ou perfectionne l'organisation humaine ; comme on dégrade ou perfectionne les races d'animaux, et que l'on peut, de cette manière, resserrer le développement terrible des dégénérations par le croisement des races et le mélange des familles humaines.

Les réflexions se pressent sur ce sujet. Qu'on nous permette d'entrer ici dans quelques considérations; elles sont d'un ordre trop élevé pour que nous puissions les passer sous silence.

La médecine indique à l'homme les conditions de son amélioration, et s'efforce de l'y ramener par l'hygiène; mais elle est impuissante contre les affections héréditaires, et rencontre pour les prévenir de continuels obstacles dans la loi, la société et la morale.

Nous donnons la plus grande attention à soustraire à la reproduction ceux des animaux entretenus pour nos besoins, dont l'organisme est défectueux; nous arrêtons ainsi toute filiation maladive. Mais puisqu'il n'en saurait être de même pour l'homme; puisque son essence intellectuelle plane à une telle hauteur; puisque sa liberté s'assume de tels droits; puisque la constitution de la famille a été abandonnée à son arbitre, et qu'aucune loi ne protége dans sa source l'intégrité de nos descendances, l'hygiéniste ne peut que conseiller, comme nous l'avons dit, le croisement des races. C'est ce sentiment qui domine, heureusement, dans un grand nombre d'alliances, et il a toujours fait rechercher et apprécier les formes les plus belles comme indices d'une organisation saine et complète.

Il y a peu d'intérêts plus sacrés dans la vie que ceux des générations suivantes. Les sentiments de la famille doivent donc dominer toutes les positions sociales. L'homme n'a pas seulement mission de vivre, il doit se continuer, et s'il n'assure pas à sa postérité la plus grande force possible de vitalité, il est bientôt cruellement puni de cette infraction aux lois naturelles. Que deviennent la fortune et les honneurs, si nos enfants sont voués à une mort prématurée, ou à une existence difforme et débile? Nous sentons alors que notre destinée est manquée, notre bonheur obscurci, et nous voudrions, mais trop tard, remonter le cours des années, pour réparer de si profondes erreurs.

Nous aurions aussi à parler, comme cause de dégénération dans la population, de cet autre mal qui nous a été importé d'Amérique en 1493, et auquel tant de personnes doivent leurs infirmités et leurs douleurs; *virus* qui touche aux sources de la vie, qui mêle aux plaisirs et aux joies de l'amour les plus vives inquiétudes... Mais cette maladie a trop de rapport avec l'*hygiène administrative* pour que nous puissions entrer ici dans d'autres détails.

III.

Il n'est pas rare d'entendre accuser les progrès de la civilisation et le bien-être qu'elle répand dans toutes les classes de la société, de devenir la source d'un grand nombre de nouvelles maladies entraînant elles-mêmes, pour les populations, une série d'autres maux.

L'histoire de la médecine est loin d'être d'accord avec cette opinion. Si nous observons, dans les temps modernes, quelques affections que les anciens n'avaient point décrites, nous en trouvons un bien plus grand nombre et de plus graves encore qui ont presque complètement disparu. L'homme civilisé a plus de maladies, parce qu'il a des situations physiques, organiques et sociales plus nombreuses qu'aucun être ; il a plus de maladies comme il a plus de passions, de besoins et d'intelligence ; il est plus malheureux, parce qu'à certains égards, il est plus heureux.

Sans doute les premiers orbicoles ne durent être sujets qu'à un petit nombre de maladies ; la nature était alors dans toute sa vigueur, et par conséquent capable d'une plus grande énergie et d'une plus grande réaction contre les agents morbifiques. Plus tard, les hommes réunis en société, se renfermant dans des villes, se créant des besoins qui activent l'industrie, devinrent sujets à des maux inconnus jusqu'alors. Personne ne conteste ces faits; mais dire que la civilisation engendre plus de maladies, c'est une chose que le médecin ne peut admettre, parce que l'histoire du passé est en opposition avec ces idées;

Parce que les progrès de la civilisation tendent constamment à perfectionner et à augmenter les moyens de résistance, à les rendre plus communs et moins chers;

Parce qu'il est constant, d'après les documents officiels publiés en France et en d'autres contrées de l'Europe, que la vie moyenne s'est agrandie, et que la mortalité, qui, au XIVe siècle, était de 1 sur 18, et, au XVII siècle, de 1 sur 27, n'est plus aujourd'hui que de 1 sur 39;

Parcequ'enfin la conséquence la plus générale à tirer des recherches qui ont été faites sur la mortalité est la certitude que les maladies sont d'autant moins fréquentes et moins graves que les individus sont dans une aisance plus grande, la société plus civilisée, l'industrie plus avancée, les villes mieux bâties, etc.

Donc, la civilisation, malgré ses abus, ses vices et ses excès contribue finalement à prolonger la vie moyenne et la vie probable des hommes.

Et puis n'a-t-on pas découvert de nouveaux secours contre des maux jadis réputés irrémédiables, abandonnés aux seules ressources de la nature? Nous avons aujourd'hui le moyen de garantir les plus chétifs même, lorsque, parmi nos aïeux, les plus robustes n'avaient souvent, dans leurs maladies, d'autre perspective que la mort. De graves épidémies sévissaient continuellement; les marécages, les eaux croupissantes multipliaient les fièvres pernicieuses; la lèpre, le mal des ardents, le feu Saint-Antoine, la peste noire, maladies meurtrières, considérées, à cette époque de supertition, comme de justes fléaux de la vengeance divine, frappaient les peuples consternés par d effrayants symptômes. On voyait encore des affections convulsives, telle que la danse de Saint-Guy, regardée comme l'œuvre du démon, qui se propageait dans toute l'Europe, demandant des exorcismes, sollicitant leur délivrance par des dons et des oblations. Il a fallu, comme on le voit, exagérer les désordres et les vices que la civilisation ne peut empêcher, mais qu'elle tend du moins à prévenir et à réprimer, pour oser lui préférer l'ignorance, la brutalité et les privations de l'homme errant sur la terre comme les animaux féroces qu'il est obligé de combattre pour défendre et soutenir sa misérable existence!

IV.

Nous arrivons dans le domaine des chiffres.

Lorsqu'ils embrassent la population, les enseignements économiques et moraux ne manquent pas, et l'on peut en déduire des observations curieuses sur la durée comparative du riche et du pauvre, sur les causes de la mortalité des différentes classes de la société, et, enfin, sur la situation hygiénique d'une ville, d'un département, d'un royaume. On doit les interroger, pour savoir comment l'homme naît, vit et meurt, afin d'appliquer ensuite ces études aux améliorations réalisables et au soulagement des classes qui occupent le rang le moins favorable dans les tableaux de la mortalité.

L'intérêt qu'offrent les chiffres dans les recherches statistiques sur la population se développe par le rapprochement qu'ils sollicitent, et grandissent bientôt les humbles dimensions d'un document municipal aux larges proportions de la médecine sociale et de l'économie politique.

La *durée de la vie moyenne* était curieuse à connaître.

Afin d'arriver à ce résultat, M. Benoiston de Châteauneuf a réuni, pour une période moyenne de quatorze années, le décès de 15 millions d'individus habitants du continent européen qui s'étend des bords de la Méditerranée à ceux de la mer Glaciale.

C'est à cette population de tout âge, de tout rang, de toutes mœurs, de tout climat, mais appartenant tous à la même race, la race blanche, professant la même religion, le christianisme, jouissant, sous des gouvernements absolus, d'une liberté plus ou moins grande, et ayant eu sans doute la même inégalité de part dans la somme des biens et des maux, qu'il a demandé des chiffres.

Le premier fait qui résulte de leur examen, c'est que, sur le nombre de 15 millions d'individus pris au moment de leur naissance, 6 millions, ou 44,4 sur 100 sont parvenus à trente ans : c'est moins de la moitié.

Dans l'intervalle qui sépare l'âge de trente ans de celui de soixante, la perte éprouvée est d'un peu moins de la moitié ; près de 4 millions sur 7 millions d'adultes parviennent à cet âge : c'est 55,3 sur 100.

A soixante-dix ans, on comptait encore le tiers des vivants de trente ans.

A quatre-vingts, il en survit un plus du dixième (786,162) 11, 4 sur 100.

A quatre-vingt dix ans, 873 (1, 37 sur 100) existent seuls des 7 millions qui vivaient à trente.

Ces documents montrent aussi qu'il y a des pays où l'âge de quatre-vingt-dix ans est atteint par un plus grand nombre d'individus pris à l'âge de trente ans, que dans d'autres contrées ;

Que ces pays sont particulièrement le Danemarck, la Suède, la Norwège ;

Qu'en Europe, à toutes les époques de l'âge, la femme paraît vivre plus longtemps que l'homme.

D'après le tableau suivant dressé par M. Moreau de Jonès il meurt annuellement :

Dans les états romains et les anciennes possessions vénitiennes	1 sur 30.
Dans l'Italie en général, en Grèce et en Turquie	1 — 30.
Dans les Pays bas, en France et en Prusse	1 — 39.
En Suisse, dans l'empire d'Autriche, en Portugal et en Espagne	1 — 40.
Dans la Russie d'Europe et en Pologne	1 — 44.
Allemagne, Danemarck et Suède	1 — 45.
Norwège	1 — 48.
Irlande	1 — 53.
Angleterre	1 — 58.
Ecosse et Islande	1 — 59.

Les conclusions qui se déduisent de ce tableau sont assez claires pour que nous nous dispensions de les exposer en détail; cependant, comme résultat général, on peut remarquer que deux grandes causes déterminent surtout le rapport de la *mortalité* à la population, ce sont l'influence du climat et celle de la civilisation.

Le climat favorise éminemment la prolongation de la vie lorsqu'il est froid, ou lorsque l'air de la mer se joint à une basse température.

La moindre mortalité de l'Europe a lieu dans les pays maritimes et voisins du cercle Polaire, tels que la Suède, la Norwège, l'Islande. Elle se retrouve dans des contrées où, comme en Russie, l'influence du climat n'est point secondée par celle de la civilisation, et suffit pour assurer à l'homme une longue existence.

Les contrées méridionales, dont le climat semble favorable à l'espèce humaine, sont au contraire celles où la vie court le plus de hasards. Il y a en Italie moitié plus de chances de mourir qu'en Ecosse, par l'insuffisance des récoltes, les ravages des inondations, les désastres des tremblements de terre, les effets pernicieux des marais, les maladies épidémiques.

Les influences qu'exerce, sur la *mortalité*, le dégré de perfection plus ou moins grand de l'économie sociale, ne sont pas moins étendues que celles dont l'action réside dans celui du climat.

On reconnaît l'influence produite par les progrès de la civilisation, en comparant le rapport des décès à la population, pour un même pays à des époques dont l'intervalle a été marqué par des améliorations sociales ; ainsi le nombre des décès comparé à celui des habitans, était :

En Suède....	1754 à 1763	1 sur	34	et de	1821 à 1825	1 sur	45
Danemarck..	1751 à 1754	1	32		1819......	1	45
Allemagne...	1788......	1	32		1825......	1	45
Prusse......	1717......	1	30		1821 à 1824	1	39
Wurtemberg.	1749 à 1754	1	31		1825......	1	45
Autriche...	1822	1	40		1828 à 1830	1	43
Hollande ...	1800......	1	26		1824.....	1	40
Angleterre..	1690......	1	33		1821......	1	58
France......	1776......	1	25 ½		1825 à 1827	1	39½
CANTON DE							
Vaud.......	1756 à 1766	1	35		1824......	1	47
ETATS							
Romains....	1767......	1	21 ½		1829.....	1	28
Ecosse......	1801......	1	44		1821......	1	59

Cette augmentation de la moyenne de la vie provient de l'introduction de la vaccine et de l'aisance qui s'est répandue jusque dans les classes les moins fortunées. Elle est la plus éclatante manifestation de la loi éternelle du progrès ; une année de plus, ajoutée à la vie moyenne de l'homme, représente bien des efforts tentés dans toutes les sphères d'activite industrielle et scientifique.

Quant à cette assertion si souvent répétée, que la vie moyenne est plus courte dans les villes que dans les campagnes, ainsi généralisée, elle est loin d'être fondée. Elle n'a de réalité que si on la limite seulement à nos plus grandes cités, là où la population, en s'agglomérant, vient chercher une vie plus semée de jouissances; là où le superflu et le manque du nécessaire, l'oisiveté et le travail excessif, en un mot tous les extrêmes, sont réunis.

V.

La durée de la vie n'est point la même dans les diverses classes de la population.

La condition des ouvriers et des indigents, par exemple, et celle des hommes que la fortune a favorisés laissent entre-elles un intervalle trop remarquable dans les tableaux de mortalité, pour ne point admettre que les causes de cette différence appartiennent à des influences professionnelles et sociales susceptibles d'être améliorées : — les unes, par une étude soutenue et consciencieuse des procédés que l'on met en usage dans les fabriques et les ateliers; — les autres, par des moyens économiques et moraux qui leur permettent de résister, à l'aide de mesures convenables, à des causes continuellement agissantes.

Pénétrez dans les manufactures, dans les usines, dans les ateliers, un travail continu a dévié les tailles; la face est maladive. Les enfants ont perdu leur fraîcheur avec leur santé, le calme de leur regard avec leur candeur; un travail précoce a atrophié leurs membres; une corruption précoce a abâtardi et dévié leur intelligence.

Chez cette malheureuse classe d'ouvriers au teint pâle et étiolé, aux membres grêles, aux muscles atrophiés, qui travaille 15 à 17 heures par jour dans des rez-de-chaussée humides où le soleil ne pénètre jamais, vivant dans une atmosphère corrompue et chargée d'émanations malfaisantes, mal vêtue, mal nourrie, mal logée, la vie moyenne est assurément au-dessous de celle des individus qui vivent dans l'opulence.

En lisant les enquêtes parlementaires pour 1842 qui ont été publiées en Angleterre, on voit qu'à Manchester la vie moyenne, dans la classe manufacturière, n'est que de 17 ans ; à Liverpool, elle est réduite à 15 ans, et lorsqu'en 1830 un médecin de Sheffield étudia l'état sanitaire des ouvriers qui, dans cette ville opulente, travaillent l'acier, il ne put trouver, parmi les malheureux polisseurs de fourchettes, un seul homme qui eût atteint sa trente-sixième année.

A Beltnalgreen, un des faubourgs de Londres, où la vie moyenne est de 45 ans pour la classe opulente, elle est réduite à 16 ans pour la population ouvrière. D'après le docteur Villermé, auquel nous empruntons ces détails, au bout de 7 ans et demi, la moitié des enfants qui naissent à Mulhouse a déjà péri, et, pour le nouveau-né de l'ouvrier des filatures, la vie probable est de 15 mois.

Si parmi les ouvriers, ceux que leur profession oblige à mener une vie sédentaire vivent moins longtemps que les ouvriers dont les travaux demandent un exercice fréquent et en plein air; s'il est d'observation aussi que toutes les agglomérations industrielles entraînent, par l'excès de population qui entasse les individus et fait germer le désordre, une déchéance remarquable dans la race; si la vie sédentaire ou passée dans des ateliers, et quelques autres causes moins importantes tendent à augmenter le nombre des *poitrinaires*, tandis que des circonstances opposées paraissent exercer une influence préservative sur le développement de cette maladie; si, enfin, les recherches statistiques sur la durée de la vie dans les différentes professions s'accordent pour démontrer le bénéfice de l'aisance , n'omettons point de signaler l'influence de l'*ignorance* sur la santé des artisans. Un trop grand nombre d'ouvriers, il faut le dire, préoccupés des soins de leurs travaux, habitués dès leur enfance aux conditions dans lesquelles ils sont placés, songent peu à améliorer les conditions hygiéniques dans esquelles ils se trouvent; non-seulement il leur manque les connaissances convenables pour le faire, mais encore ils n'en sentent ni le désir, ni le besoin; ils ne croient pas à l'action funeste des agents délétères au milieu desquels ils passent leur vie, car leur effets lents et insensibles ne frappent ni leurs sens, ni leur intelligence, et ils regardent souvent comme du luxe et de la mollesse ce qui n'est que la pratique des règles d'une saine et utile hygiène.

VI.

Les avantages de la fortune ne procurent pas seulement le bien-être matériel, mais ils prolongent encore la durée de l'existence humaine; les chances de longévité croissent avec l'aisance.

Voici des chiffres que fournit la statistique médicale sur la différence de mortalité dans les classes pauvres et dans les classes riches.

Pour arriver à quelques élements de comparaison relative à la mortalité des riches et des pauvres, M. Benoiston de Châteauneuf a eu l'idée de faire des recherches statistiques sur la pairie française et anglaise, sur les vice-amiraux, lieutenants-généraux, présidents des cours supérieures, directeurs généraux, ministres et conseillers d'Etat, existant tous au 1er janvier 1820.

Les annuaires et les almanachs royaux lui ont fourni, en outre, sur les souverains, sur les princes de l'Europe, sur le haut clergé, les renseignements dont il avait besoin.

De cette manière, il avait réuni, à la fin de 1829, seize cents noms, sur lesquels il a pu opérer avec quelque confiance. Ces 1,600 personnes, parmi lesquelles figurent 157 souverains composant les dix familles couronnées de l'Europe, et huit autres qui, sans porter le nom de rois, règnent cependant sous les différents titres de ducs, grands ducs, électeurs, landgraves, représentant à M. de Châteauneuf ce que la société a de plus élevé, lui ont paru pouvoir, quant à présent, servir à déterminer comment meurt le riche comparativement à la mortalité qui frappe le pauvre.

Du 1er janvier 1820 au 31 décembre 1829, c'est-à-dire dans l'espace de dix ans, les décès parmi ces 1,600 personnes privilégiées se sont distribués ainsi d'année en année: 57, 47, 49, 64. 61, 46, 51, 50, 44. Total, 502, c'est-à-dire à peu près le tiers de la totalité des vivants.

Le second terme de comparaison recherché par M. de Châteauneuf a été pris, dans le 12e arrondissement de Paris, parmi les chiffonniers, balayeurs, terrassiers, journaliers des rues de Mouffetard, de la Clé, de l'Oursine, etc.

Les décès de dix années pour 1,600 individus de cette classe ont donné en somme une mortalité double.

Restait à ajouter la mortalité des classes moyennes. C'est ce qu'a fait M. de Châteauneuf, et il est arrivé au résultat suivant : de 25 à 30 ans, la mortalité pour la classe moyenne a été de 1, 31 sur 100.

Celle des riches, de 0;

Celle des pauvres, de 2, 22;

	Pour les classes :		
	Moyenne.	Riche.	Pauvre.
De 30 à 40 ans...........	1, 69	1, 08	1, 57
De 40 à 50 ans...........	2, 15	1, 17	2, 13
De 50 à 60 ans...........	3, 24	1, 99	3, 59
De 60 à 70 ans...........	5, 78	3, 60	7, 50
De 70 à 80 ans...........	11, 49	8, 04	14, 50
De 80 à 85 ans...........	10, 32	8, 09	14, 59
De 85 à 90 ans...........	13, 15	11, 58	»
De 90 à 95 ans...........	13, 35	16, 28	»

Le docteur Casper, de Berlin, a de même cherché à réduire en chiffres l'influence de la richesse et de la pauvreté sur la *durée moyenne de la vie*.

Il a pris pour termes de comparaison les deux extrêmes de l'échelle sociale : d'un côté, 1,000 personnes appartenant à des familles de princes et de ducs, que lui a fournies l'almanach de Gotha;

Et de l'autre, 1,000 indigents de la ville de Berlin, inscrits parmi ceux qui vivent d'aumônes, et dont les décès ont été constatés par les rapports mensuels des médecins des pauvres.

Il est arrivé au résultat suivant :

Sur 1,000 individus pauvres et 1,000 riches, existaient encore à l'âge de :

	Riches.	Pauvres.
5 ans	943	655
10 ans	938	590
15 ans	911	584
20 ans	886	566
25 ans	852	553
30 ans	796	527
35 ans	753	486
40 ans	693	446
45 ans	624	396
50 ans	557	338
55 ans	464	283
60 ans	398	226
65 ans	318	172
70 ans	235	117
75 ans	139	65
80 ans	57	21
85 ans	29	9
90 ans	15	4
95 ans	1	2
100 ans	0	0

Si l'on recherche comment l'aisance peut contribuer à prolonger la vie, on reconnaît deux influences différentes, mais qui réagissent l'une sur l'autre :

La première est toute matérielle, c'est la diminution des souffrances physiques par une alimentation suffisante et par la protection complète contre les vicissitudes atmosphériques ;

L'autre, plus élevée, dérive de l'éducation, qui éloigne des excès grossiers, engage à suivre un genre de vie plus conforme aux lois de l'hygiène, et surtout porte à appliquer des soins mieux entendus, lorsqu'il survient quelque dérangement dans la santé.

Il y a dans ces derniers faits, un enseignement pour les classes ouvrières, c'est que le travail et l'économie, en les conduisant au bien-être, écartent d'eux la maladie et la mort.

VII.

Relativement à l'influence des professions sur la durée de la vie, les recherches du Dr Casper lui ont prouvé que, dans les diverses positions sociales qui suivent, le nombre des personnes qui ont atteint ou dépassé l'âge de 70 ans est, sur 100 décès, chez les

Théologiens de.............	42
Agriculteurs...............	40
Employés divers...........	33
Avocats....................	29
Instituteurs...............	27
Médecins..................	24

A Genève, M. Lombard a trouvé les proportions suivantes pour le nombre des personnes qui ont atteint ou dépassé 70 ans; sur 100 décès, chez les

Théologiens................	46
Agriculteurs...............	27
Employés divers...........	36
Avocats....................	42
Médecins..................	33

La supériorité, comme en Prusse, est pour les théologiens, puis pour les avocats et les employés ; les médecins, quoique n'occupant pas le dernier degré de l'échelle, sont cependant assez peu favorisés sous le rapport de la longévité.

Sur la durée probable de la vie des médecins, Casper a réuni l'époque du décès de 624 médecins et chirurgiens, et il a trouvé que, sur ce nombre, un quart d'entre eux seulement sont parvenus à l'âge de 70 ans, et à peine 1 sur 15 à l'âge de 80 ans, et qu'enfin plus de la moitié des médecins succombent avant d'avoir atteint la cinquantaine : les fatigues inhérentes à cette profession, les influences fâcheuses de l'atmosphère, les émanations nuisibles, le contact des malades, les perturbations du repos de la nuit, les veilles, les irrégularités des repas, les affections morales de toute espèce, etc., sont des causes suffisantes pour expliquer la place inférieure qu'occupe le médecin dans les recherches statistiques sur la durée de la vie.

VIII.

Les recherches de Hufeland et Déparcieux prouvent que le *mariage* est une condition favorable à la conservation de la vie, qu'on vit moins longtemps dans le célibat.

Et cependant le célibataire, qu'aucun soin de famille ne tourmente, peut dans une position égale, se livrer sans nulle contrainte à ce qui lui plaît ; dégagé des entraves d'une famille, des soucis inséparables d'un ménage et des enfants, libre d'inquiétudes pour autrui, il respire tout entier en son être, et l'égoïsme devient sa vie ; la femme non mariée, exempte des douleurs de l'enfantement et des fatigues de l'allaitement, ne s'affaiblit point par des veilles près d'un enfant malade, ni par les mille efforts, ni les mille sacrifices que nécessitent le soin du ménage et celui d'une famille.

Mais, ont dit ces statisticiens, dans l'état de mariage, une vie plus régulière, pour l'homme ; plus conforme aux vœux de la nature, pour la femme ; des jouissances plus modérées, les soins réciproques des époux, une assistance meilleure dans les cas de maladie, et les mille jouissances si vives de la vie de famille sont des conditions favorables à la prolongation de la vie.

L'avantage que l'homme marié conserve sur le célibataire dans les tableaux de longévité, il le doit donc à sa vie mieux réglée, mieux ordonnée, moins usée par les excès; et la femme, à la position qu'elle occupe dans la société où elle trouve une condition plus assurée, de douces satisfactions intérieures.

Cherchant à expliquer cette différence dans la durée moyenne de la vie des femmes mariées presque à toutes les époques de leur existence, l'attribuerons-nous, comme Odier, à ce que celles-là seules qui sont bien portantes s'engagent, ou plutôt sont engagées dans les liens du mariage, et y apportent en quelque sorte, à cause de leur constitution plus forte, le germe d'une vie plus longue?

Casper n'admet point cette explication dans sa généralité, lorsqu'il dit que, dans la conclusion des mariages, l'homme est dirigé par toute autre considération que celle de la santé de la femme qu'il choisit; que s'il existe quelquefois un penchant mutuel qui entraîne les deux futurs époux l'un vers l'autre, et qui suffirait à lui seul pour faire illusion à l'homme sur des désordres de santé apparents, il arrive trop souvent aussi que le nom, l'influence de la famille de la femme, dans beaucoup de cas, sa fortune, et cent autres raisons décident un jeune homme dans cette circonstance et lui font perdre inconsidérément de vue la santé de sa future en attirant son attention sur des objets d'une moindre importance.

IX.

Autrefois on se félicitait de voir augmenter la population, aujourd'hui on s'en effraie; autrefois on faisait des efforts pour en favoriser l'accroissement, aujourd'hui on propose des mesures pour l'arrêter.

Les craintes à cet égard sont du reste toutes modernes.

Dans le dernier siècle, convaincu qu'un empire a tout intérêt à augmenter le nombre des citoyens, les publicistes conseillaient au pouvoir d'encourager les mariages, d'accorder des secours au père d'une nombreuse famille, de veiller à l'éducation des orphelins, voire même de récompenser les filles-mères.

Les gouvernements acceptaient volontiers ces conseils, et chacun en sûreté de conscience suivait, en faisant de son mieux, le précepte du Seigneur : Croissez et multipliez, lorsque tout à coup un philosophe austère vint troubler les joies innocentes, gêner les ménages et jeter l'effroi parmi les peuples : Arrêtez, cria-t-il, vous êtes des insensés; la population croit en proportion géométrique, tandis que les subsistances ne croissent qu'en proportion arithmétique; vous allez être bientôt obligés de vous manger les uns les autres comme les poissons.

Examinons ce qu'il y a de réel dans cette opinion de l'économiste anglais :

Si l'on compare, d'après les résultats statistiques empruntés aux documents officiels de l'administration, la fécondité des mariages dans les divers pays de l'Europe et et en France, il en résulte que les *naissances* en France, depuis 1772, c'est-à-dire dans une période de quatre-vingt-deux ans, ont suivi une marche décroissante, telle que la fécondité aurait diminué de plus de 40 pour 100. Il ne s'agit, bien entendu, que d'une diminution de la fécondité relative à l'accroissement habituel de la population.

Voici quel est, relativement à l'accroissement de la population, le rapport de la France avec quelques-uns des principaux états de l'Europe :

Tandis que la population se trouve doublée, en Belgique, dans une période de.......................... 41 ans,
En Hollande et dans les Etats-Sardes, en... 42 ans,
En Norwége et en Irlande, en............. 50 ans,
En Autriche et en Pologne, en............. 52 ans,
En Espagne, en Ecosse et en Suède, en..... 57 ans,
En Angleterre, en....................... 62 ans,
En Italie, en.............................. 66 ans,
En Prusse, en.......................... 70 ans,
En Portugal, en.......................... 97 ans,

La proportion de l'accroissement de la population, en France, ne serait que de 1 sur 190 en un an, c'est-à-dire qu'elle ne serait doublée que dans une période de 132 ans.

D'un autre côté, d'après les calculs de l'étendue du sol livré à la culture, d'après d'autres portant sur la part de céréales qui revient, à chaque habitant, il résulterait que la production du blé a à peu près doublé depuis 150 ans : d'où l'on est amené à conclure que la France serait, et par le ralentissement de la fécondité, d'une part, et par une meilleure culture du sol, d'une autre part, sinon entièrement soustraite aux terribles conséquences de la loi de Malthus, au moins mieux partagée à cet égard que les autres états de l'Europe, dans quelques-uns desquels la population a doublé en cinquante et même en quarante-cinq ans.

Le problême qui a fait trembler Malthus a préoccupé beaucoup d'économistes et chacun a proposé sa solution.

Voici la pensée de Condorcet sur cette question, se plaçant aussi dans l'hypothèse où l'humanité serait arrivée à un maximum de population et de production : « Il n'en résul-
» terait rien d'effrayant, dit-il, ni pour le bonheur de l'espèce
» humaine ni pour sa perfection indéfinie, si on suppose
» que les progrès de la raison aient marché de pair avec
» ceux des sciences et des arts ; que les ridicules préjugés
» de la superstition aient cessé de répandre sur la morale

» une autorité qui la corrompt et la dégrade au lieu de l'é-
» purer et de l'élever. Les hommes sauront alors que s'ils
» ont des obligations à l'égard des êtres qui ne sont pas
» encore, elles ne consistent pas à leur donner l'existence,
» mais le bonheur ; qu'elles ont pour objet le bien-être gé-
» néral — de l'espèce humaine, de la société dans laquelle
» ils vivent, — de la famille à laquelle ils sont attachés, et
» non la puérile idée de charger la terre d'êtres inutiles et
» malheureux. »

Si jusqu'ici les faits confirment les prévisions de Condorcet ; si les classes qui jouissent de quelque bien-être, dont la prévoyance et la moralité sont par celà même plus développées, ont moins d'enfants ; si les Irlandais, abrutis par la misère, pullulent avec une rapidité effrayante, le remède tout entier pour une solution heureuse et honnête du formidable problême de la population, n'est pas là seulement.

On ne pourra pas dire que le monde est trop peuplé, tant qu'il y aura des millions d'hectares à défricher ; tant que dés terres fertiles n'auront besoin pour être mises en valeur que des bras qui surabondent; tant qu'il existera un coin du globe où un homme pourra se procurer une quantité suffisante de nourriture pour lui et les siens.

X.

En étudiant l'influence du renchérissementdes denrées sur la population, on arrive à ces résultats, que toutes les fois que le prix du blé a augmenté, la mortalité est devenue plus forte et réciproquement.

Cela se conçoit : en même temps que s'élève le prix du pain, la plupart des travaux diminuent, et, par suite, le taux des salaires descend ; on gagne le moins au moment même où ses dépenses s'accroissent. C'est alors que les classes ouvrières prolongent leurs journées aux dépens du repos de la nuit, et qu'une plus grande déperdition de forces appelle les maladies et augmente les chances de mortalité.

Le renchérissement des denrées nous conduit naturellement à la question des *octrois*, si controversée.

Les octrois ont, sans nul doute, une influence sur l'alimentation du peuple ; ils aggravent les effets dépopulateurs du renchérissement du prix des vivres, et, dans tous les temps, ils réduisent la proportion de nourriture animale qui entre dans le régime des classes inférieures.

Le tableau dressé par M. de Kergorlay, et dont les exemples sont pris au hasard dans diverses régions de la France le prouve bien aussi, puisqu'il constate que la consommation de la viande s'est étendue partout où les droits d'octroi ont été réduits, et qu'elle a diminué partout où les droits d'octroi ont été augmentés.

Si l'institution des octrois, considérée sous le rapport de l'hygiène publique, peut paraître une chose nuisible aux populations, des considérations d'un ordre non moins élevé doivent les maintenir. Ce revenu des communes sur les choses usuelles de la vie dont la consommation ne peut se restreindre au gré des particuliers, est assis sur une base certaine et à peu près fixe, tandis que l'impôt sur le luxe, par exemple, qui le remplacerait, est succeptible de se resserrer par mille causes accidentelles, et se resserrerait nécessairement, d'autant plus qu'il serait frappé d'impôts plus onéreux.

Et puis le peuple, pour lequel on demande l'abolition des octrois, n'en profiterait point. En 1848, le dégrèvement du droit sur les viandes aurait dû être avantageux au consommateur. Il n'en fut point ainsi : il semble que le *boni* ait été partagé par l'éleveur et le boucher, ou accaparé seulement par ce dernier. Après cet exemple, peut-on conseiller à l'administration de diminuer les droits d'entrée pour augmenter ses revenus ?

Comment, d'ailleurs, les villes pourraient-elles renoncer

à cette ressource des octrois, sans perdre une grande partie de leurs moyens d'administration? Elles ont besoin de beaucoup d'argent pour l'entretien de leur pavé, pour leur éclairage, leurs embellissements, leurs hôpitaux, leurs bureaux de bienfaisance, leurs crèches, leurs salles d'asile, leurs écoles, ainsi que pour leurs travaux publics avec lesquels elles donnent du travail à la classe ouvrière : c'est de cette manière que les produits de l'octroi profitent au peuple en le faisant travailler, en soutenant et en créant des établissements qui lui sont utiles.

C'est donc à l'agriculture, et non à la suppression de l'octroi, qu'il faut demander les moyens de rendre la viande à bon marché aux classes ouvrières. En favorisant la création des prairies artificielles, on favorisera l'élève des bestiaux, on aidera surtout à l'abaissement du prix de la viande et on la rendra accessible non-seulement aux ouvriers des villes, mais encore aux travailleurs de nos campagnes.

FIN.

TABLE DES CHAPITRES.

DES VÊTEMENTS.

LES EAUX MINÉRALES ET LES BAINS DE MER.

DES CLIMATS ET DES SAISONS.

LES MARAIS.

DES PROFESSIONS.

DES MANUFACTURES.

LES INHUMATIONS.

LES HABITATIONS.

LES PRISONS.

LES HOPITAUX.

LES THÉATRES.

LES COLLÉGES, LES ÉCOLES ET LES PENSIONNATS.

LA POPULATION.

TABLE ALPHABÉTIQUE

D

E

F

G

Nantes, Imprimerie W. Busseuil.

OUVRAGES DU MÊME MÉDECIN.

CONSIDÉRATIONS SUR L'INFLUENCE DE L'AIR HUMIDE ET FROID SUR L'ÉCONOMIE ANIMALE. Brochure in-quarto. — Paris, 1831.

CONSIDÉRATIONS SUR LES MALADIES DES VOIES DIGESTIVES. Brochure in-octavo. — Nantes, 1834.

QUELQUES RÉFLEXIONS SUR LE CHOLERA-MORBUS ÉPIDÉMIQUE. Brochure in-octavo. — Nantes, 1834.

RAPPORT SUR LES MENDIANTS ET INDIGENTS DE LA VILLE DE LANNION. Brochure in-octavo. — Lannion, 1841.

RAPPORT SUR LE RECENSEMENT DES PAUVRES DE TOUTES LES COMMUNES DU CANTON DE LANNION. Brochure in-octavo. — Lannion, 1842.

LE MÉDECIN. Deux volumes grand in-octavo. — Paris, 1846.

RÉORGANISATION DE LA MÉDECINE CIVILE EN FRANCE. Brochure in-octavo. — Saint-Brieuc, 1847.

RECHERCHES HISTORIQUES SUR LES GRANDES ÉPIDÉMIES QUI ONT RÉGNÉ A NANTES DEPUIS LE VIme JUSQU'AU XIXme SIÈCLE. Un volume in-octavo. — Nantes, 1852.

Nantes., Imprimerie W. Busseuil.

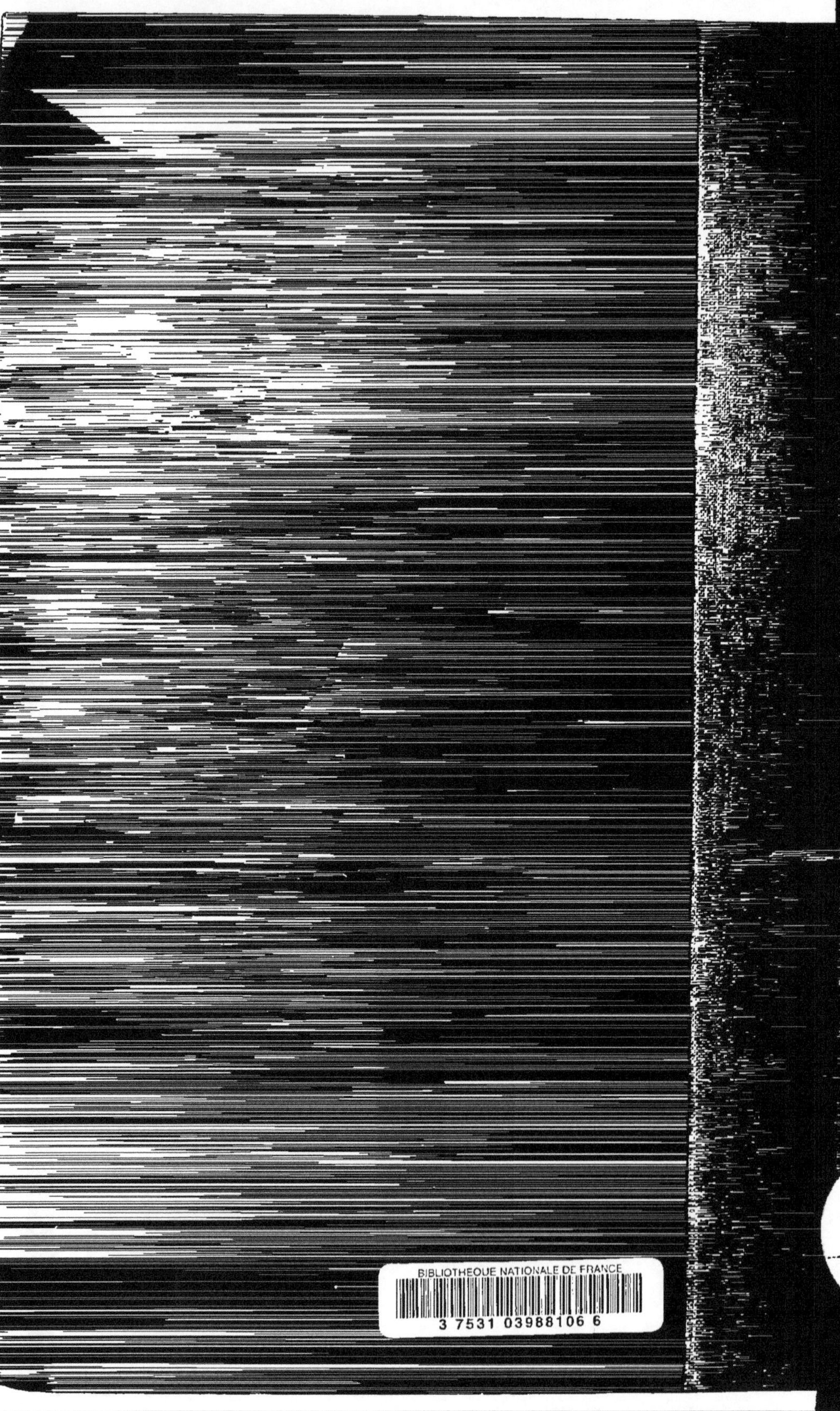

www.ingramcontent.com/pod-product-compliance
Ingram Content Group UK Ltd.
Pitfield, Milton Keynes, MK11 3LW, UK
UKHW020203250726
13967UKWH00003B/1233

9 782011 916853